Mein Dank gilt meinem Ehemann,

der immer für mich da ist.

Meine Erfahrungen mit Gutachter

...mein steiniger Weg in die EU-Rente

Ich habe 35 Jahre nahtlos im öffentlichen Dienst gearbeitet. Dann wurde ich so krank, dass ich nicht mehr arbeiten konnte. Man legte mir nahe, mit nur 51 Jahren, die Frührente einzureichen.

Da ich eine Odyssee von Ärzten hinter mir hatte und eine Unmenge von Diagnosen bekam, war auch ich soweit, mit dem Berufsleben abzuschließen. Ich leide unter Fibromyalgie (Weichteilrheuma), Osteochondrose (degenerative Veränderung der Wirbelsäule), Arthritis, Arthrose in Füßen und Händen, starkem Bluthochdruck, chronischer Depressionen (mittelschwere Episoden), chronisch schlechte Cholesterinwerte, Asthmaanfälle bei Stress, Allergie und Aufregung, Burnout und unter Panikattacken (kann keine Menschen mehr um mich herum ertragen – habe mich also vollkommen zurückgezogen).

Ich fahre nur noch selten mit dem Auto und wenn, dann nur ganz kurze Strecken. Auch bin nicht mehr in der Lage dazu mit öffentlichen Verkehrsmitteln zu fahren.

Zunächst machte ich zum ersten Mal die Bekanntschaft mit der Agentur für Arbeit. Mein Krankengeld war ausgelaufen und um weiter Bezüge zu erhalten, sollte ich mich bei der Agentur für Arbeit melden.

Als ich dort ankam, fand ich dort zwei Reihen vor. Die linke Reihe war leer und in der rechten Reihe standen viele, zumeist sehr junge Leute. Ich stellte mich also brav und unsicher in der rechten Reihe an. Vor mir stand eine etwas jüngere Frau, die mich sofort mit folgenden Worten ansprach: „Ist doch scheiße hier, immer nur warten. Wollen wir nachher einen tanken gehen?" Ich lehnte freundlich ab. Als ich an der Reihe war, sagte man mir, dass ich in der falschen Reihe stehe. Das war die Reihe für das Jobcenter. Ich musste in die leere Reihe für die Agentur für Arbeit und bekam sogleich einen persönlichen Berater. Er merkte, dass mir das alles sehr unangenehm war und beruhigte mich.

Ich werde seine Worte: … „Sie haben wie in einer Versicherung 35 Jahre eingezahlt und nun bekommen Sie etwas zurück", nie vergessen. Er füllte mit mir einen Antrag aus und ich erhielt von nun an Arbeitslosengeld I. Das Ganze ging genau 1 ½ Jahre. Nach nur einem Jahr war mein Arbeitslosengeld I abgelaufen. Plötzlich, als mein Widerspruch der Rente abgelehnt wurde, wurde diese Agentur für Arbeit für mich zum Albtraum. Obwohl der Rentenantrag immer noch lief, wollten sie, dass ich mich jetzt als arbeitsuchend registriere, sonst würde ich rückwirkend, wenn meine Rente durch ist, keine Bezüge der Rente seit Rentenantragstellung bekommen.

Hartz IV (so hieß es damals noch) konnte ich nicht beantragen, da mein Ehemann Feuerwehrmann ist und somit zu viel Einkommen hat. Ein Feuerwehrmann mit viel Einkommen? Zu dieser Zeit zahlte er auch noch Unterhalt für zwei minderjährige Kinder aus erster Ehe.

Ich habe meinen jetzigen Ehemann aber erst vor 4 Jahren geheiratet.

Davor hatte ich alleine in die Rentenkasse eingezahlt, fast genau 35 Jahre.

Mein Rentenantrag läuft nunmehr seit 8 Jahren. Der erste Antrag wurde sofort abgelehnt *(was eigentlich bei jedem der Fall ist, so wie ich es im Laufe der Zeit von anderen Rentenantragstellern erfuhr)*.

Ein Widerspruch erfolgte und nun lernte ich zum ersten Mal die „Welt der Gutachter" kennen. Ich berichte in meinem Buch von insgesamt sieben Gutachten über mich und wenn ich vom ersten Gutachten geschockt war, so kann ich schon jetzt sagen, dass sich die Gutachter bei jeder Vorstellung gesteigert haben.

Nach dem Besuch beim 3. Gutachter beschloss ich dieses Buch zu schreiben. *Ich wollte einfach mal öffentlich machen, wie ein kranker, älterer Mensch bestraft wird, obwohl er 35 Jahre gearbeitet hat, trotz Schmerzen stets pünktlich zur Arbeit erschien und Zusatzschichten übernahm. Ich möchte betonen, dass ich in diesen 35 Jahren nicht einmal zu spät kam.*

Die Welt soll an diesem Quatsch einfach beteiligt werden. Mit der Zeit macht es mich einfach nur verbittert.

Zunächst schickte man mich zu einem Orthopäden, der als Gutachter tätig ist. Ich war noch nie im Leben zuvor bei einem Gutachter. Ich war nicht besonders aufgeregt. Ich wusste zwar nicht was mich erwartet, aber da ich nicht vorhatte irgendetwas zu verbergen, ging ich relativ gelassen zu diesem Termin.

Was mich allerdings wunderte war, dass ich bei meinem Erkrankungsbild nicht zu einem Neurologen bzw. Psychologen vorgeladen wurde, sondern, wie gesagt, zu einem Orthopäden.

Ich erschien dort pünktlich und sprach mit den Damen im Vorzimmer von Dr. Ortho. Entweder bildete ich es mir ein, oder sie beäugten mich wirklich etwas misstrauisch. Auch ihr Verhalten war irgendwie recht reserviert mir gegenüber.

Ich musste nicht lange warten und Dr. Ortho bat mich rein.

Es war ein älterer Mann, wobei ich nicht ersah, ob er freundlich oder unfreundlich war. Er war irgendwie so total neutral. Zunächst fragte er mich nach meiner Familiengeschichte. Das wiederum verstand ich überhaupt nicht, da ich keinen wirklichen Zusammenhang zwischen meinem Erkrankungsbild und meiner Familienanamnese sehe.

Klar habe ich durch meine Adoptiveltern garantiert einen Knacks weg, aber ich bin meinen eigenen Weg gegangen und kann mit sämtlichen Kindheitstraumatas inzwischen einigermaßen leben.

Obwohl ich viele Schläge erhalten habe, schlage ich niemanden und obwohl ich sexuellen Missbrauch erlebt habe, missbrauche ich niemanden. Im Gegenteil, ich war und bin eine äußerst liebevolle Mutter zweier Kinder und habe 35 Jahre – bis zu meiner Erkrankung – in einer großen Firma gearbeitet.

Tiefschläge habe ich immer nur erhalten, weil ich einfach zu lieb, zu hilfsbereit und zu gutmütig bin. Ich konnte nie „nein" sagen und das nutzen leider viele Menschen aus.

Außerdem habe ich in meinem Leben viel zu viel gearbeitet und mir selbst viel zu wenig Ruhe gegönnt.

Meinen sexuellen Missbrauch habe ich mittels einer Therapie etwas verarbeitet und meine Adoptiveltern interessieren mich heute nicht mehr. Ich habe vor 10 Jahren den Kontakt zu ihnen abgebrochen und das ist auch gut so. Warum ist also diese Familienanamnese so wichtig? Ich ärgere mich immer wieder darüber, wenn bei Straftätern von einer schlechten Kindheit berichtet wird. So ein Quatsch, meine war extrem lieblos und traurig, trotzdem bin ich nicht zu einem Straftäter geworden.

Dann kam er zur Eigenanamnese, d. h. welche Erkrankungen ich im Laufe des Lebens durchgemacht habe. Danach erfolgte die familiäre Situation, dann die berufliche Situation und die allgemeine Anamnese, d. h. wie viel Stuhlgang ich habe (wirklich) und in welcher Konstellation, ob ich rauche, Alkohol trinke usw.

An dieser Stelle ging mir bereits durch den Kopf, dass ich mich bei diesen ganzen Anamnesen eher selbst begutachte, d. h. ich hätte ihm irgendwelche übertriebenen Geschichten erzählen können und er hätte es so in seinem Gutachten wiedergegeben.

Hätte ich das mal gemacht. Böse Schweine kommen überall hin, ehrliche Schweine nirgendwo. (Das fiel mir gerade so ein, nach dem Lied der Prinzen „Du musst ein Schwein sein auf dieser Welt", bin ich aber nicht).

Er fragte dann weiter nach jetzigen Beschwerden und nach nicht orthopädischen Beschwerden und fragte mich dann ernsthaft, warum er mich denn begutachten soll. Bei einem Neurologen/Psychologen wäre ich doch viel besser aufgehoben. Ich gab ihm Recht.

Er fragte dann weiter nach gegenwärtig behandelnden Ärzten, eingenommenen Medikamenten, gegenwärtige Therapiemaßnahmen und bisherige Therapiemaßnahmen.

Inzwischen waren ca. 50 Minuten vergangen und mir ging erneut durch den Kopf, dass ich bis hierhin das Gutachten über mich selbst auch hätte erstellen können.

Dann begann, in den letzten 10 Minuten, die eigentliche körperliche Untersuchung.

Dazu sagte Dr. Ortho nicht ein Wort, selbst auf Nachfrage nicht. Er war sozusagen verstummt. Dann verabschiedete er sich von mir sachlich und ging. Ich verblieb etwas verstört und sehr verunsichert zurück.

Einige Zeit später forderte ich dann sein Gutachten bei der Rentenversicherung an.

Mein 1. Gutachten: Dr. Ortho

Der allererste Satz seines Gutachtens war, dass ich pünktlich erschienen bin. Nun gut, das habe ich ja wohl schon mal richtig gemacht.

Beginn der Begutachtung: 10.00 Uhr, Ende: 11.00 Uhr.

Auf drei Seiten wurden erst einmal die ganzen oben aufgeführten Anamnesen wiedergegeben, d. h. alles was ich ihm erzählte, hat er so wiederholt.
Somit hat er wahrscheinlich schon mal die Hälfte seines Aufwandes des Gutachtens über mich verdient.

**Nun kommen die letzten 10 Minuten,
körperliche Untersuchung:
(Gutachten Dr. Ortho in Normalschrift,
meine Anmerkungen in Fettschrift)**

„Zur Untersuchung erscheint eine 50-jährige
Frau (**ist nunmehr 6 Jahre her**) im mäßigen
Allgemein- und adipösen Ernährungszustand."
(**adipös bedeutet Fettleibigkeit, verfettet –
Quelle Duden**)

**Ja, merkt der Dr. noch etwas? Ich habe sehr
schlanke Beine, schlanke Arme, ebenso
einen schlanken Po. Ich bin keinesfalls
adipös. Das Einzige, was ich habe, ist ein
Bäuchlein und bei einer Größe von 168 cm
und einem Gewicht von 82 Kilo bin ich
vielleicht am Bauch etwas moppelig, aber
nicht adipös.**

„Der Konstitutionstypus erscheint pyknisch".

**(Unter Konstitutionstyp versteht man in der
Medizin die Beschaffenheit des
Einzelmenschen in Bezug auf Körperbau,
Leistungsfähigkeit und seelisches Verhalten.**

Aus heutiger Sicht gelten die Konstitutionstypologien als wissenschaftlich überholt – Quelle wikipedia).
(Unter pyknisch versteht man nicht besonders groß, aber stämmig – Quelle Duden).

Nun war bei mir wirklich der Moment erreicht, wo ich anfing Komplexe zu bekommen, d. h. ich fühlte mich nach dem Gelesenen klein und dick.
Aber was im Folgenden kommt, ist der absolute Hammer.

„Der errechnete BMI (Body Maß Indes) beträgt: 27. BMI-Klassifikation (Deutsche Gesellschaft für Ernährung e.V.l, www.dge.de):

Klassifikation	m	w
Untergewicht	<20	<19
Normalgewicht	20-25	19-24
Übergewicht	25-30	24-30
Adipositas	30-40	30-40
Massive Adipositas	>40	>40

Hat Dr. Ortho nicht oben in seinem Gutachten erwähnt, dass ich einen adipösen Ernährungszustand habe? Also, wenn ich diese Tabelle betrachte, die Dr. Ortho in meinem Gutachten als Grundlage nimmt, bin ich mit meinem BMI von 27 genau in der Mitte des Übergewichts, erst ab einem BMI mit 30 bin ich am Anfang dieser beschriebenen Fettleibigkeit. Und so ein bisschen Übergewicht kann ja nicht verkehrt sein.

„Frau XYZ ist zeitlich, räumlich und örtlich voll und umfassend orientiert. Alle gestellten Fragen werden beantwortet, die Konzentrationsfähigkeit ist nicht gestört. Das Denken erscheint formal geordnet, das Verhalten ist situationsgerecht. Die Stimmungslage erscheint depressiv. Auffälligkeiten in Bezug auf Mimik und Gestik sind nicht vorhanden."

Wow, als Orthopäde ist der Mann ein Genie. Ist er gleichzeitig ein Psychologe? Nein, ist er nicht. Woher nimmt sich ein Orthopäde das Recht über solche Dinge ein Gutachten zu erstellen, außerdem was hat das mit meinem Erkrankungsbild zu tun?

Bis die von ihm erkannte depressive Stimmung, frage ich mich ernsthaft, was diese Niederschrift von ihm soll. Ich habe es bis auf die Depressionen nicht am Kopf, sondern in den Gelenken. Ich habe auch mit keinem Wort angegeben evtl. an Alzheimer erkrankt zu sein.

„Das äußere Erscheinungsbild, insbesondere die Kleidung ist unauffällig….“ „Es werden normale Konfektionsschuhe getragen…“

Er soll mich verdammt nochmal krankheitsspezifisch begutachten und mich nicht nach meiner Kleidung beurteilen. Was wäre, wenn ich als Hippie gekommen wäre, oder mit einem Indianerkostüm, oder in stinkenden alten Sachen? Was hat das mit meiner Erkrankung zu tun?
Aber jetzt kommt es: Ich hatte keine normalen Konfektionsschuhe an, sondern abrollendes orthopädisches Schuhwerk mit Einlagen. Das hat Herr Dr. wohl nicht erkannt, gefragt hat er aber auch nicht. Was ist das für ein Orthopäde?

„Im entkleideten Zustand lassen sich Hauterkrankungen nicht erkennen.

Die Haut ist trocken und warm. Tätowierung rechter Fuß….in Ruhehaltung hängen die Arme am Körperstamm ohne Zeichen eines Tremors, d. h. ohne Hinweise für eine Parkinsonsche Erkrankung, herab."

Jetzt ist endgültig der Punkt erreicht, wo ich laut loslachen muss. Ich habe niemals von Hauterkrankungen gesprochen. Na klar ist meine Haut trocken und warm. Obwohl bei diesem Mr. Ortho hätte ich mich nicht gewundert, wenn ich klitschnass vor Schweiß geworden wäre, vor lauter Ärger. Und, na klar ist meine Haut warm. Schließlich saßen wir uns in seiner Arztpraxis gegenüber und nicht in einem Iglo. Und jetzt noch der Satz mit der Parkinsonerkrankung.
Er schreibt über Sachen, die niemals zur Debatte im Raum gestanden haben. Ich denke, dass fast jeder Mensch weiß, was eine Parkinsonerkrankung ist. Es ist unter anderem zu erkennen, dass man seine Körperregionen nicht mehr gezielt unter Kontrolle hat, d. h. es zittern Beine oder Hände.

Hätte ich irgendwelche Symptome im Vorfeld bei mir bemerkt, hätte ich das längst überprüfen lassen.

Was sich mir nicht erschließt ist, warum das für eine Begutachtung überhaupt erwähnenswert ist.
Vergessen hat er übrigens, dass ich viele Leberflecke habe, drei große Narben, ein gebräuntes Hautbild (das ist dann Thema in 2 weiteren Gutachten – ich habe italienische Vorfahren und bin von Hause aus gebräunt), gefärbte Haare, künstliche Fingernägel, lackierte Fußnägel, Tränensäcke und einige leichte Fältchen im Gesicht.

„Die anatomische Form des knöchernen Schädels ist unauffällig. Das Kopfhaar ist altersentsprechend vorhanden.

Es wird eine Lesebrille bei Bedarf benötigt….kein Hinweis für Hirnnervenschädigung, pathologische Schwellung oder Tumoren im Gesichts- oder Hirnschädel. Die normale, deutsche Umgangssprache wird verstanden."

Also, ich habe ja am Anfang meines Buches geschildert, welche Diagnosen und Beschwerden ich habe. Ich denke, dass es mehr als normal ist, wenn man mit über 50 Jahren eine Lesebrille benötigt. Was mein Kopfhaar oder meine Lesebrille mit meiner Begutachtung zu tun haben?....keine Ahnung.

Ich hatte an diesem Tag ein sehr angeschwollenes Gesicht, auch sehr geschwollene Hände und Füße. Das rührt vom Weichteilrheuma her. Dr. Ortho erkannte das nicht. Dafür sah er durch seine imaginäre Röntgenbrille, dass ich keinerlei Tumore im Gesicht- oder Hirnschädel habe? Wenn die Rentenversicherung dieses Gutachten liest, kommen die schlauen Menschen da nicht selbst ins Grübeln? Und das alles als Orthopäde? Wow, Hut ab. Die normale, deutsche Umgangssprache wird verstanden????? Ich bin in Deutschland geboren, in Deutschland aufgewachsen und habe deutsche Adoptiveltern.

Nun kommt wieder einmal etwas zum Schmunzeln…..

„….kein Hinweis für eine angeborene Trichterbrust…."

Ich erklärte dem Gutachter, als er mich nach Operationen fragte, von meinen Implantaten in beiden Brüsten, da ich eine angeborene Trichterbrust habe. Bei einer angeborenen Trichterbrust fehlt der Hauptmuskel unter der weiblichen Brust und die Brüste schlüpfen unberechtigter Weise immer durch den BH, was sehr, sehr unangenehm ist. Das wurde vor Jahren operativ gerichtet. Cool, hat Dr. Ortho womöglich nur vorgeschriebene Standardsätze übernommen?

Langsam war ich an dem Punkt, wo ich nicht mehr wusste, ob ich lachen oder weinen soll. Von meinen eigentlichen Beschwerden wird in diesem ganzen Gutachten ü b e r h a u p t nicht gesprochen. Dass ich z. B. nicht mehr lange sitzen kann, dass ich 12 Stunden im Stück schlafe, dass ich keine Menschen mehr um mich ertragen kann, dass ich unter Depressionen und Ängsten leide.

Ich habe Tag für Tag Ganzkörperschmerzen und ich leide unter extremen Rückenschmerzen usw. Dafür wird erwähnt welche Kleidung ich an diesem Tage trug. Unfassbar.

Im weiteren Verlauf erfolgte die eingehende schweigende Untersuchung. Ich wurde vermessen, Beweglichkeitstests wurden gemacht. Die ganze körperliche Untersuchung betrug ca. 10 Minuten.
Diagnosen von Dr. Ortho

„Chronisches Zervikal-Syndrom mit Ausstrahlung in die Arme"

Zervikal-Syndrom ist eine recht allgemeine Bezeichnung für Beschwerden, die von der Halswirbelsäule ausgehen bzw. den Halswirbelsäulenbereich betreffen...die Ursachen sind unterschiedlich, wenngleich die häufigste Ursache zumeist Störungen der gelenkigen Wirbelverbindungen im Bereich der Halswirbelsäule sind.

Diese führen zu Verspannungen, Muskelverhärtungen und in der Folge zu anhaltenden Schmerzen mit eingeschränktem Bewegungsradius im Schulter- und Nackenbereich des Patienten. Quelle – Wikipedia.

„Bandscheibenabnutzung (Osteochondrose) C5/6"

„Chronisches Lumbal-Syndrom mit Ausstrahlung rechtes Bein"

Unter einem Lumbal-Syndrom versteht man akute dumpfe, drückende oder ziehende Rückenschmerzen, meistens im Bereich der Lendenwirbelsäule und des Kreuzbeines. Quelle Apotheken-Umschau.

„Psychische Niedergeschlagenheit (Depression)"

Absolut genial, ein Orthopäde stellt die Diagnose Depressionen.

„Verdacht auf körperbezogene Schmerzen (Somatisierungsstörungen)"

Somatisierungsstörungen sind körperliche Beschwerden ohne organisch fassbaren Befund, die zu andauernden Klagen und Arzt-Konsultationen führen.

Na nun platzt mir doch die Hutschnurr. Dr. Ortho stellt mich als Hypochonder (eingebildeter Kranker) hin? Ich habe für meine körperlichen Beschwerden sichergestellte Diagnosen bekommen, die sogar durch einen Krankenhausaufenthalt bekräftigt wurden.

Außerdem hat er doch eben vorher in seinem Gutachten von den körperlichen Einschränkungen berichtet, die mir ständig Schmerzen bereiten.

„Erschöpfungszustand (Burn-out Syndrom), Angststörungen (Phobie)"

Da kann ich dem guten Mann nur Recht geben, aber langsam gehe ich davon aus, dass er auch ein studierter Psychologe/Neurologe ist. Er ist vermutlich einfach zu bescheiden das an die große Glocke zu hängen. Anders kann ich es mir nicht mehr erklären.

„Bluthochdruck, Adipositas, chronisch-obstruktive Lungenerkrankung (COPD) Fettstoffwechselstörung"

Da haben wir wieder dieses böse Wort: A d i p o s i t a s!!!! Nein, habe ich nicht. Ich bin lediglich ein kleines Moppelchen und seine diagnostizierte Fettstoffwechselstörung erklärt dann nämlich auch meinen kleinen Bauch.

„Sehschwäche, Alterssichtigkeit (Presbyopie)"

Die Alterssichtigkeit ist keine Krankheit, sondern die Folge einer physiologischen Alterung der Augenlinse. Die Linse büßt ab etwa der Mitte des Lebens ihre Fähigkeit zur Akkommodation, d. h. dem Umschalten von Nah- auf Weitsicht allmählich ein. Quelle – Berufsverband der Augenärzte Deutschland e. V.

Was hat das also bitteschön in einer Diagnose zu suchen? Meine inzwischen immer grauer werdenden Haare und meine leichten Fältchen im Gesicht hätte er dann auch erwähnen können.

„Tabak-Missbrauch"

Ich lach mich kaputt. Ja, ich rauche und zwar schon sehr lange. Aber ist dann nicht jeder, der schon lange Zeit raucht ein Tabak-Missbraucher? Ich rauche weder 3 Schachteln am Tag, noch missbrauche ich den Tabak.

Ich bin ein absoluter Genussraucher. Ja, ich stehe dazu. Ich genieße die Zigarette nach einem guten Frühstück, nach einem guten Essen, zu einem Kaffee oder zu einen guten Glas Wein. Hopsa, das hat er wohl vergessen....ich trinke auch gerne mal ein Glas Wein. Also bin ich auch ein Alkohol-Missbraucher. Wollen wir die Kirche doch mal im Dorf lassen.

Bei einem vernünftigen Umgang mit Alkohol oder Zigaretten im Erwachsenenalter kann man doch nicht von Missbrauch reden. An dieser Stelle möchte ich aber erwähnen, dass Tabak natürlich schädlich ist, aber was ist heute nicht mehr schädlich? Selbst Menschen, die Sport machen, nicht rauchen, niemals trinken und sich sehr gesund ernähren, sterben irgendwann.

Dazu fällt mir eine kleine Geschichte aus meiner Jugend ein. Durch mein Rauchen ging ich einmal zu einem Arzt für Lungenheilkunde in Berlin. Ich wollte meine Lungen einmal röntgen lassen. Es war nicht zu glauben, schon im Wartezimmer roch es nach Nikotin. Er bat mich herein und noch bevor ich ihm mein Anliegen schildern konnte, bot er mir eine Zigarette an. So rauchten wir zwei gemütlich eine Zigarette und ich schilderte ihm mein Anliegen. Anschließend schickte er mich zum Röntgen. Ich fand es unglaublich und ging auch nie wieder zu ihm. Das war sogar mir als damals 20jährige zu verrückt.

„Frau XYZ kann mittelschwere körperliche Arbeiten regelmäßig, täglich, vollschichtig verrichten. Das Heben und Tragen von Gegenständen in der Ebene bis 10 kg bzw. zeitweise 15 kg Gewicht ist zumutbar. Bis zu 5 % der Arbeitszeit bzw. zweimal pro Stunde können auch schwere Arbeitsanteile enthalten sein.
Die Einteilung der körperlichen Arbeitsschwere erfolgt in Anlehnung an die REFA-Klassifikation.

Die Arbeit sollte im Wechsel zwischen Sitzen, Stehen und Gehen durchgeführt werden. Die Möglichkeit zum gelegentlichen Haltungswechsel sollte gewährleistet sein. Einseitige körperliche Belastungen oder Zwangshaltzungen sind zu vermeiden."

Ohne Worte

Mein damaliger Rechtsanwalt reagierte auf dieses Schreiben lang und ausführlich und legte bei Gericht Widerspruch gegen dieses Gutachten ein. So bekam ich von der Rentenversicherung – über das Gericht – den 2. Gutachter von ihnen.

2. Gutachten, Dr. Neuro.

Nur kurze Zeit später erhielt ich die Einladung zu einer weiteren Begutachtung bei einem Arzt für Neurologie und Psychiatrie. Wie auch schon bei dem 1. Gutachter suchte ich diesen Arzt zunächst im Internet. Dr. Ortho (1. Gutachter) fand ich da nicht, aber den jetzigen Gutachter, Dr. Neuro. Warum ich im Vorfeld im Internet nach besagten Gutachtern suchte?

Ich wollte schauen, ob mir das etwas Vertrauen schafft, denn man erzählt dort so intime Sachen, dass es mir leichter fallen würde, wenn ich etwas Positives lesen würde.

Leider wurde ich eines Besseren belehrt. Er hatte nur schlechte Kommentare und er hatte viele Kommentare. Im ersten Moment denkt man, naja, er hat zu oft die EU-Rente abgelehnt. Ich las mir alle Kommentare durch und dachte mir, dass ich mir selbst ein Bild von ihm mache.
Ich gehe dorthin, erzähle ihm alles, so wie es ist und brauche mir eigentlich wenig Sorgen zu machen. Ich spiele nichts vor, ich übertreibe nicht, also, wenn er ein Prof. Dr.med ist, dann hat er bestimmt auch Ahnung auf seinem Gebiet, aber Irrtum.

Es war ein Albtraum und es steigerte sich von Gutachten zu Gutachten. Diese ganzen Gutachter von der Rentenversicherung haben mich eigentlich mit der Zeit mehr krank gemacht.

Immerhin nahm er sich 2 Stunden Zeit. Er begrüßte mich unheimlich freundlich und wirkte wie der nette Opi (diese Bezeichnung macht mich gerade traurig, aber dazu später). Ich hatte sofort Vertrauen zu ihm. Zunächst unterhielten wir uns über Unterlagen und Befunde und er schrieb und schrieb und schrieb. Dabei lächelte er immer, etwas surreal aber gut.

Dann wurde wieder einmal über die Familienanamnese und die Eigenanamnese gesprochen und er schrieb und schrieb. Dann ging es um derzeitige Beschwerden, Therapie und Medikamente, Liste der behandelnden Ärzte, Biografische Anamnese, Arbeitsanamnese und sozialer Status. Er stellte immer nur kurze Fragen und schrieb und schrieb und schrieb, mit diesem besagten immerwährenden Lächeln. Er war mir nicht unsympathisch, er war total lieb und wirkte verständnisvoll.

Ich fühlte mich gut bei ihm und verstanden.

Zum Abschied gab ich ihm die Hand und legte meine zweite Hand auf unsere beiden Hände, um meinen Dank zu bekräftigen, denn ich hatte mich sehr wohl und verstanden gefühlt.

Ich forderte bei der Rentenversicherung erneut mein Gutachten an und erfuhr kurze Zeit später, dass Dr. Neuro ein absoluter Blender war. Er hat vermutlich immer nur gelächelt, weil ich ihm mit meiner absoluten Naivität sehr gut in die Karten gespielt habe und er ein absolut fast feindseliges Gutachten über mich schrieb, so wie es von einem Gutachter, der weiterhin für die Rentenkasse arbeiten möchte, bestimmt erwartet wird (wer beißt schon in die Hand, die einen füttert). Ich betone hier, dass das allein meine persönlichen Gedanken sind.

Unterlagen und Befunde:

„22.09.-01.10.2014 rheumatologischer stationärer Aufenthalt im Krankenhaus. Es wird eine Fibromyalgie (Weichteilrheuma) mit Depression, Angststörung, 9 vegetativen Begleitsymptomen und 16 von 18 positiven Tender Points (**Tenderpoints = Schweremessung der Fibromyalgie**), ein Burnout-Syndrom sei abgeklungen. Der behandelnde Allgemeinmediziner (**seit 20 Jahren mein Hausarzt**) weist auf eine jahrelange Entwicklung mit Tiefschlägen im beruflichen und familiären Umfeld hin, wodurch sich Ängste und Phobien manifestiert haben."

Eine nervenärztliche Behandlung hält er für nicht erforderlich. Bei einer internistisch/kardiologischen Untersuchung werden ein Überforderungssyndrom und Herzrhythmusstörungen festgestellt. Ein Fachgutachten von Dr. Ortho besagt, dass er insgesamt 13 Diagnosen gestellt hat, davon 3 am Bewegungsapparat, 4 im Bereich der Psyche, 4 in der inneren Medizin und 2 weitere.

Des Weiteren beschreibt er eine Nervenwurzelreizung, also etwas auf neurologischem Fachgebiet. (Komisch, schrieb er nicht, dass ich ein Hypochonder, also ein eingebildeter Kranker, wäre?)

Bei der Familienanamnese schreibt Dr. Neuro nur, dass es über leibliche Eltern und Geschwister keine Informationen gibt, da ich adoptiert wurde.
Eigenanamnese:

„Als Kinderkrankheiten werden Röteln und Scharlach angegeben. Im Kindesalter Tonsillektomie, Appendektomie (**Mandeln- und Blindarmentfernung**). 2-malige Operationen im Bereich der Hüftgelenke, nach Scharlach eine Herzbeutelmuskelentzündung. Im Jahr 2007 eine Mastopexie (**besagte Trichterbrust, die ich ja laut Dr. Ortho gar nicht habe),** im Alter von 19 Jahren mehrere Suizidversuche mit anschließender Psychotherapie, 2 Geburten, 1 Fehlgeburt, Lymphknoten-OP, mehrfache Krankenhausaufenthalte mit OP wegen Zysten (blutgefüllt)" **Zysten = gutartige Geschwülste im Unterleib.**

„Auf nervenärztlichen Gebiet hätten Beschwerden seit etwa 6 Jahren schleichend zugenommen, die in der Rheumatologie als Fibromyalgie eingestuft wurden.
Bei dieser Fibromyalgie sei es bei Aufregung zu Durchfällen gekommen, sehr viele Arztkontakte hätten stattgefunden, um organische Ursachen der Beschwerde zu finden, was nicht gelungen sei."

Was für ein Quatsch. Ein Reizdarm ist auch ein Symptom der Fibromyalgie…"bei dieser Fibromyalgie sei es bei Aufregung zu Durchfällen gekommen…" Ich habe heute noch diese Fibromyalgie und meinen Reizdarm! Und bei diesen Arztkontakten sind doch wohl auch genug Diagnosen herausgekommen. Nix Hypochonder!

„Frau XYZ berichtet von sexuellem Missbrauch"

Irrtum, ich habe nicht davon berichtet, Dr. Neuro hat mich danach befragt.

„Nach Psychotherapie-Antrag, Mitte November, findet nun entsprechende Behandlung statt, 1 x/Woche, unterbrochen von Pausen." **(Es gab keine Pausen)**

Die letzte Psychotherapiesitzung habe 3 Tage vor der Untersuchung hier stattgefunden. Bei der Sitzung habe man über den Sohn gesprochen, „der selbstmordgefährdet ist".

Warum setzt Dr. Neuro das in Anführungszeichen? Bezweifelt er das? Belächelt er das? Will er mich unglaubwürdig erscheinen lassen? Will er damit ausdrücken, dass ich evtl. übertreibe? Im Verlaufe des Gutachtens kommt es noch oft zu diesen Anführungszeichen.

Zunächst einmal möchte ich erklären, dass es sich bei dieser Psychotherapie um eine Traumatherapie handelte, die mir jetzt, nach insgesamt 3 Jahren, rückblickend, sehr gutgetan hat. Mein inzwischen erwachsener Sohn hat eine Hochbegabung und hat das Asberger Syndrom (ähnliche Form des Autismus, aber abgeschwächt).

Derzeitige Beschwerden:

„Frau XYZ wird gebeten, ihre Beschwerden fachübergreifend mitzuteilen. Sie habe eine Depression, antwortet sie, die überwiegend abends kommt. Sie habe „Ganzkörperschmerz", „ es sei wie ein Reißen, die Finger seien geschwollen morgens und es sei eine Steifigkeit". Sie brauche viel Schlaf, 13 Stunden, und habe viele Träume. Sie habe Angst vor Menschen, dies seit einem Zusammenbruch. Des Weiteren leide sie an einen Kopftremor **(bei extremer Aufregung unkontrolliertes leichtes „Wackeln" des Kopfes).** Dieser sei aufgetreten, als sie als Krankgeschriebene bei ihrem Arbeitgeber habe anrufen sollen. Sie erwähnt den vermehrten Stuhlgang bei Aufregung. Zu den Problemen bei der Arbeit wird gefragt, ob Umsetzung helfen könne: „Ich kann keinen (eventuellen Mitarbeiter) mehr um mich ertragen".
(Und schon wieder alles in Anführungszeichen...Unglaube, Unverständnis, Ironie?)

„Es wird gefragt, wie sich die Depressionen bei ihr bemerkbar machen. Es sei „wie Liebeskummer im Bauch" (schon wieder Anführungszeichen), den sie aktuell nicht habe. Es sei „eine absolute Traurigkeit„ Der Mann helfe ihr, eine Freundin bringe ihr Essen und Vitamine. Die Freundin kümmere sich auch ab und zu um den Hund „und hört mir zu". Ansonsten habe sie zu allen Menschen in ihrer Umgebung den Kontakt abgebrochen."

Therapie und Medikamente:

Es folgen die schon geschilderten Therapien und Maßnahmen

…"Ich fühle mich in dem Gefängnis wohl, das ich mir geschaffen habe".

Die orthopädische Begutachtung sei für sie total verkehrt gewesen."

Es erfolgen die Liste der behandelnden Ärzte

Bis hierhin ist sooooweit alles in Ordnung….. aber jetzt…

Biografische Anamnese:

„Frau XYZ ist in ….. aufgewachsen (**wichtig?**) Es wird erklärt was mein Adoptivvater beruflich macht und meine Adoptivmutter (**wichtig?**) Sie habe dann den Satz gesagt: „Ich habe ´ne ganz schlimme Kindheit" gehabt."

Er hat das genauso in Anführungszeichen gelegt und wenn ich das hier jetzt so lese, dann ist das der Beginn des Gefühls von „Familie im Brennpunkt" oder „Hartz-IV-TV", aber es wird noch besser.

„Die Mutter habe sie bei Oma und Opa (**jetzt komme ich auf den am Anfang beschriebenen lieben Opi, den ich anders kennen gelernt habe**) abgegeben und sie habe jeden Tag etwas mit anderen Männern gemacht. Einmal sei dabei eine Schwangerschaft gewesen. Der Adoptivvater habe die Adoptivmutter dann verprügelt (er konnte nicht der Vater sein), weitere Konsequenzen hätten sich daraus aber nicht ergeben. Die Adoptiveltern leben noch heute zusammen.

Der Adoptivgroßvater habe sie als Kind sehr sexuell belästigt. Frau XYZ schilderte dies im Einzelnen. Sie sei aber belästigt worden, kein tätlicher Missbrauch, durch einen anderen Verwandten."

Warum muss so ein sensibles Thema so detailgetreu von einem Gutachter wiedergegeben werden? Ein intelligenter Professor kann es doch bestimmt so zusammenfassen, dass man sich als Betroffener noch einigermaßen gut fühlt. Ja, ich habe ausführlich über den Missbrauch berichtet, da ich inzwischen gut damit umgehen kann. Und nein, es war keine sexuelle Belästigung, sondern ein ekelhafter Missbrauch. Wenn man einem Kind in eine Körperöffnung einen Gegenstand, oder was auch immer, einführt, ist es keine Belästigung, sondern ein schwerer Kindesmissbrauch. Ich war etwa 6 Jahre, als alles begann. Kein tätlicher Missbrauch durch einen anderen Verwandten???

Ich berichtete ihm ausführlich davon, dass es durch einen anderen Verwandten pervers weiter ging und das über Jahre, aber das lies Herr Prof. einfach mal weg.

Ich könnte in diesem Moment einfach nur weinen, so schlimm finde ich das, wie man durch einen Gutachter dargestellt wird.

„Im Alter von 19 Jahren sei sie ausgezogen. Zu diesem Zeitpunkt habe sie schon eine partnerschaftliche Beziehung gehabt" **(Schon? Ich finde sehr spät, oder?)**

„Aus ihrer ersten Ehe seien 2 Kinder hervorgegangen. Sie habe sich mit ihm nicht mehr verstanden, sie sei dann ausgezogen."

Nicht mehr verstanden? Mein erster Mann war Choleriker. Er hat mir und meinen Kindern das Leben jahrelang zur Hölle gemacht. Dr. Neuro und ich haben sehr lange über meine 1. Ehe gesprochen. Er hat mir verständnisvoll und geschockt wirkend zugehört. Hier hat er alles in nur einem Satz beschrieben, wonach „ich keine Lust mehr auf die Ehe hatte", so lese ich es hinter den Zeilen.

„Frau XYZ wäre dann mit einem Kollegen zusammengezogen und wäre über 5 Jahre mit ihm zusammen gewesen, dieser hätte sie dann aber betrogen.

Sie sei dann eine Zeit lang ohne Partnerschaft gewesen. Man habe ihr vorgeworfen eine Schlampe zu sein, was sie belastet habe."

Diese Aussage von Dr. Neuro ist eine absolute Frechheit.
Nach der 5jährigen Beziehung mit meinem Kollegen war ich bewusst für 3 Jahre alleine, weil ich für meine Kinder nicht als „Schlampe" dastehen wollte. Nach 13 Jahren mit meinem Ex-Mann und der Beziehung von 5 Jahren zu meinem Kollegen, wollte ich meinen Kindern nicht eine erneute Partnerschaft zumuten. Genauso habe ich es Dr. Neuro ausführlich geschildert.

Man hat mich noch nie im Leben als Schlampe bezeichnet. Dazu gab es auch nie einen Grund. Ich habe auch nie erwähnt, dass mich diese Bezeichnung belastet habe, denn so wurde ich von niemanden bezeichnet.

Erst nach drei Jahren habe ich meinen jetzigen Ehemann kennen gelernt, nachdem meine Tochter mich dazu gedrängt hat, endlich mal wieder nach einem Mann zu schauen, was ich dann auch erfolgreich via Internet getan habe.

Die Sätze von Dr. Neuro sind eine absolute Frechheit!!!

„Den jetzigen Ehemann habe sie im Internet gefunden, dies war 11/2011. Mit ihm verstehe sie sich gut, er sei absolut lieb, 3 Jahre älter als sie. Man habe gemeinsam ein Haus erworben in einem Dorf. Es sei ein Schnäppchen gewesen, die Finanzierung habe geklappt und dort wohne sie jetzt. In diesem Dorf habe sie immer gewohnt."

Es sind nur Kleinigkeiten…., aber ich habe meinen Mann 8/2011 kennen gelernt. Ich habe nicht schon immer in diesem Dorf gelebt….und eigentlich, was hat das Schnäppchenhaus und die gelungene Finanzierung mit einem ärztlichen Gutachten zu tun?

„Zur Freizeittätigkeit berichtete sie: „Ich hatte Hobbies, ich habe keine mehr". Im Urlaub sei man nach der Ehe eine Woche lang in Dänemark gewesen. Im Jahr 2013 „ging nichts mehr". Dies, als ihr Körper zur Ruhe gekommen sei und: „da ging nichts mehr, da gings richtig los". Sie habe ein eigenes Auto. Wenn man im Dorf wohne, wie sie, müsse man das haben, um Erledigungen zu machen. Hier zur Untersuchung war sie mit den öffentlichen Verkehrsmitteln gekommen, sie fahre damit auch wieder zurück."

Alles wieder mal völlig aus dem Zusammenhang gerissen und viele wichtige Details, die ich ihm ausführlich schilderte, einfach mal weglassen. Und wieder einmal einige Sachen in wörtlicher Rede wiedergegeben. Ich finde, das gibt seinem Gutachten einen Zynismus und eine Art Lächerlichkeit meiner geschilderten Worte gegenüber.

So, jetzt will ich die ganzen aneinandergereihten Sätze von Dr. Neuro mal richtig schildern.

Auch die Unvollständigkeit seiner eben mal weggelassenen Sätze dieser Unterhaltung möchte ich hier vervollständigen.

Nach meiner Eheschließung im Jahr 2013 fuhren mein Mann und ich eine Woche nach Dänemark. Und als ich von diesem Urlaub nach Hause kam, ging ich noch zwei Monate arbeiten und brach an einem Morgen, als ich mich für die Arbeit fertig machen wollte, zusammen.
Ich wurde dann von meinem Arzt zunächst 4 Wochen und dann sofort 6 Monate weiter krankgeschrieben und als mein Körper Zuhause zur Ruhe kam, ging nichts mehr. Ab diesem Zeitpunkt verlor ich auch das Interesse an meinen Hobbies.

Ja, ich habe ein eigenes Auto und ich erklärte dem Herrn Professor, dass ich es nur einmal pro Woche benutze, um zu meiner Therapeutin zu kommen, die in der Nähe ihre Praxis hat, da mein Mann sich nicht ständig dafür frei nehmen kann. Wenn man im Dorf wohne, müsse man das haben, um Erledigungen zu machen, ist frei erfunden.

Ich erklärte Dr. Neuro auch ausführlich, dass es für mich unheimlich schwer war mit den öffentlichen Verkehrsmitteln zu ihm zu kommen, da ich bei der Fahrt mit öffentlichen Verkehrsmitteln unter Panikattacken leide und absolute Schweißausbrüche bekommen habe. Da mein Mann an diesen Tag absolut keine Möglichkeit hatte mich zu fahren und ich mir kein Taxi leisten kann, musste ich diesen für mich sehr unangenehmen Weg wählen. Das alles, von mir eben wiedergegebene, schilderte ich genauso Dr. Neuro. Er hat sich daraus wieder einmal eine eigene Geschichte gebastelt.

Ich bin seitdem auch nie wieder mit den öffentlichen Verkehrsmitteln gefahren.

„Zur Frage nach einem typischen Tagesablauf berichtet sie, dass sie sehr lange schlafe, um 13 Uhr stehe sie auf, so auch am gestrigen Tag. Sie gehe abends um 11 Uhr ins Bett. Am gestrigen Tag „versuche ich meinen Haushalt zu machen" Danach sei sie total kaputt. Sie sei eine Runde mit dem Hund gegangen, sie müsse sich danach hinlegen.

Der Mann habe viel Verständnis für sie. Sie könne nicht staubsaugen, nicht putzen, aber der Ehemann „liebt mich abgöttisch". Am Nachmittag, um 16.15 Uhr sei sie noch einmal eine Runde mit dem Hund gegangen, was sie immer tue. Dann habe sie auf der Couch gelegen und ferngesehen. Der Ehemann sei gestern zu Hause gewesen, habe etwas im Haus gemacht, es sei ein Glück gewesen, dass sie ihn im Internet gefunden habe."

Cool, das klingt wie …ist ihr Mann bescheuert…. oder ein Trottel…ist das eine faule Natter….oder…..man bediene mich….. usw.
Mal ehrlich, was ist das für ein kranker Dr.? Inzwischen denke ich, dass er ein Frauenhasser ist, oder er in diesem Gutachten über mich mit einer Ex-Frau abrechnet hat.

Ich hatte Dr. Neuro davon berichtet, dass ich vor 23 Uhr nicht zur Ruhe komme und viel nachdenke und nicht einschlafen kann.

Dann schlafe ich aber so tief und fest, dass ich meist bis 10 Uhr durchschlafe, dann etwas frühstücke und Kaffee trinke und mich danach sofort wieder hinlegen muss, weil ich extreme Schmerzen und eine absolute Müdigkeit empfinde. Dann schlafe ich bis 13 Uhr durch und versuche dann etwas im Haushalt zu machen. Dabei muss ich immer wieder kleine Pausen machen. Um 16.15 Uhr gehe ich mit meinem Hund eine kleine Runde in den Wald, der sich unmittelbar in der Nähe unseres Hauses befindet. Davor kümmert sich mein Mann um ihn. Ich wäre gar nicht in der Lage dazu 2-mal am Tag eine Gassirunde, die jeden Tag ca. 40 Minuten andauert, zu gehen.

„Nach Alkoholgebrauch wird gefragt: „Seit 20 Jahren jeden Abend ein Glas Rotwein". Rauchen, eine Schachtel Zigaretten.

Von ihren Eltern habe sie sich getrennt, genau genommen von ihrem Adoptivvater, das sei vor 6 Jahren gewesen. Sie hatte ihren Adoptivvater gebeten, ihr bei einem Rohrbruch zu helfen. Aber der habe gesagt, dass er Blumen sprengen muss und nicht helfen könne, da habe sie den Kontakt gänzlich zu beiden abgebrochen.

Auf das Missbrauchsverhalten des Vaters des Adoptivvaters hinweisend, dieser habe als Reaktion hingegen noch über seinen Vater geschwärmt."
„Eigentlich bin ich schon lange gestorben, ich kann nicht mehr."

Nun wird es langsam immer verrückter, Dr. Neuro gibt hier Sachen wieder, die völlig aus dem Zusammenhang und/oder völlig falsch wiedergegeben wurden.

Also….es gab vor ca. 20 Jahren einen Streit mit meinem Adoptivvater und zwar zu Weihnachten. Nach dem Gansessen fing mein Adoptivvater auf einmal an, dass Kinder auch mal ab und zu eine Tracht Prügel bekommen müssen. Da ich selbst durch meine Adoptivmutter oftmals Prügel mit dem Bügel bekommen habe, nachdem es ihr mit der Hand zu weh tat, wie sie es ihrer Freundin einmal schilderte, schwor ich mir, dass meine Kinder niemals Prügel bekommen und das habe ich auch so durchgezogen.

Als dann meine damals etwa zweijährige Tochter an diesem Weihnachtstag ihren Finger in den Mund steckte und diesen bei ihrer Adoptivomi an der Hose abrieb, nahm meine Adoptivmutter ihr kleines Händchen und schlug immer wieder darauf. Daraufhin warf ich mehr oder weniger meine Eltern raus.

Meine Adoptivmutter wusste längst über meinen sexuellen Missbrauch, verbot mir aber mit meinem Adoptivvater darüber zu sprechen. Er sei zu krank dazu. ???
Heute weiß ich, dass sie Angst hatte, dass er ihr Vorwürfe machen würde, weil sie sich kaum um mich gekümmert hatte und mich ständig bei meinen beiden Missbrauchern abgab, um ihrem eigenen Vergnügen nachzugehen.

Einige Wochen später, ich hatte zu beiden in diesen Wochen keinen Kontakt, rief mein Adoptivvater an. In diesem Telefonat schilderte ich ihm auch von dem sexuellen Missbrauch. Er glaubte es nicht. Ich sagte ihm, dass er doch Mutti fragen solle.

Danach wurde darüber nie wieder gesprochen und sie kamen nun wieder regelmäßig, um meine Kinder zu sehen. Bei einem dieser Treffen, es ist vielleicht 15 Jahre her, fing mein Adoptivvater dann plötzlich, ohne jegliche Vorgeschichte, von seinem Vater an zu schwärmen. Er steigerte sich regelrecht rein und hörte gar nicht mehr auf. Ich saß wie versteinert da und sagte kein Wort.

Ich trennte mich auch nicht von meinem Adoptivvater, weil er mir nicht bei einem Rohrbruch half, sondern der Streit brachte einfach das Fass zum überlaufen. Ich war alleine, hatte zwei Kinder und musste auf Betriebsreise. Mit den Rohren vom Bad stimmte etwas nicht. Es lief kein Wasser durch. Ich hatte große Angst, dass das Rohr während meiner Abwesenheit platzt. Ich bot ihm an, Mittag zu kochen. Zu diesem Zeitpunkt ging es ihm gesundheitlich noch sehr gut, er war Installateur von Beruf, er war Rentner und er hatte mir mit 18 Jahren angeboten, wenn ich mal Hilfe brauche, wäre er jederzeit für mich da.

Das war das 1. Mal, dass ich wirklich Hilfe brauchte, aber es war ihm wichtiger in den Garten zu fahren, um die Blumen zu gießen. Da zerbrach etwas in mir. Wie gesagt, irgendwann läuft das Fass halt über. Nebenbei gesagt, ich habe die Trennung von meinen Adoptiveltern nie bereut. Darüber hatte ich genauso ausführlich mit Dr. Neuro gesprochen, aber nur, weil er immer wieder explizit nachgefragt hat.

Eigentlich bin ich schon lange gestorben…. und ich kann nicht mehr habe ich in diesem Zusammenhang nie gesagt.

Diese zwei Sätze sind irgendwann in dem 2 Stundengespräch von mir gefallen, aber niemals in diesem Zusammenhang!!!

Allgemeinmedizinischer Untersuchungsbefund:

„Guter Allgemein- und Kräftezustand"

Na, dann würde mich mal interessieren, wie dann ein schlechter Allgemein- und Kräftezustand bei mir aussehen würde.

So schlecht, wie an diesem Tag ging es mir lange nicht mehr. Ich hatte wieder einmal dicke, schwarze Augenringe, ein angeschwollenes Gesicht (was eine Begleiterscheinung des Weichteilrheumas ist), genauso an diesem Tag extrem geschwollene Füße und Hände, so dass ich meinen Ehering überhaupt nicht abbekam.
„Leicht braunes Hautbild"

Nun denkt man auch noch, dass ich womöglich den ganzen Tag in der Sonne liege. Nein, weit gefehlt… was in dem ganzen Gutachten nicht zu finden ist, obwohl wir lange darüber gesprochen haben ist, dass ich italienische Gene habe. Dadurch habe ich immer ein leicht braunes Hautbild, auch im Winter.

Psychischer Befund:

„Frau XYZ ist klar, zeitlich, örtlich und zur Person voll orientiert. Das Gespräch ergab keine Anhaltspunkte für formale oder inhaltliche Denkstörungen."

Warum denn auch? Klar habe ich durch viel Erlebtes in meinem Leben einen Knacks weg und leide unter anderem an chronischen Depressionen, aber weshalb sollte ich damit nicht klar, zeitlich, örtlich und zur Person voll orientiert sein? Ebenfalls ergeben sich auch für mich keine Anhaltspunkte für formale oder inhaltliche Denkstörungen. Aber anders herum ist es auch nicht so wirklich normal sich von allen Menschen zurückzuziehen, sein Leben nur noch in seinen eigenen vier Wänden zu verbringen und sich dabei auch noch wohl und sicher zu fühlen. Angst- und Panikattacken sind bestimmt auch nicht normal. Es gibt übrigens sehr viele Diagnosen meiner Therapeutin, die in meiner Akte enthalten sind.

„Der Antrieb und die Motorik erschienen etwas schwerfällig, langsam, akzentuiert. Psychomotorisch keine wesentliche Reduzierung. Im affektiven (**sozusagen Gefühlsbereich**) Bereich bestand durchgehend Stabilität.

Frau XYZ berichtete anschaulich über verschiedenste sexuelle Dinge, das Fehlverhalten der Männer in ihrem Umfeld, eigentlich aller, bis auf den aktuellen Lebensgefährten. Dabei keinerlei affektives Abgleiten. Frau XYZ schilderte dann die Situation am Arbeitsplatz. Jedenfalls sei sie damals zusammengebrochen. Es hätten sich die genannten Beschwerden und eine Angstsymptomatik eingestellt, so dass sie sich nur noch zu Hause wohlfühle.
Sie könne nicht zur Rehabilitation, sie könne nicht ins Krankenhaus, als gefragt wird, welche Bemühungen bezüglich einer Besserung ihres Befindens erfolgen sollten."

Nun brauche ich langsam meinen Baum? Sie fragen sich jetzt....welchen Baum? Wie ich schon in meinem ersten Buch „Burnout und Fibromyalgie... wie alles begann" ausführlich beschrieben habe, empfinde ich, wie auch viele andere Menschen, die sich mit der Kraft des Baumes auseinandergesetzt haben, dass von Bäumen eine absolut friedliche Energie ausgeht. Ich habe es ausprobiert und kann es auch wirklich so bestätigen.

Wenn ich stark angespannt bin, gehe ich zu einem kräftigen Baum, lege meine Arme um diesen und fühle absolute Entspannung. Aber das ist ein anderes Thema, entweder man glaubt daran oder nicht.

Also, ich berichtete Dr. Neuro nicht ausführlich über verschiedenste sexuelle Dinge. Ich berichtete ihm sachlich von meinem sexuellen Missbrauch. Erst einmal bin ich ein sehr kontrollierter Mensch, den man nicht so schnell zum Weinen bekommt und außerdem habe ich im Missbrauchsbereich lange Jahre gearbeitet und ich habe meinen Missbrauch verarbeitet, außer dass ich nachts immer wieder einmal davon träume, was grausam ist.

Fehlverhalten der Männer in meinem Umfeld, eigentlich aller bis auf ihren jetzigen Lebensgefährten????? Also, der jetzige Lebensgefährte ist mein jetziger Ehemann und aller Männer in meinem Umfeld? Es gab ja nur zwei, nämlich meinen ersten Ehemann und meinem Lebensgefährten vor meinem jetzigen Ehemann.

Ich könne weder zur REHA noch ins Krankenhaus? Was für ein Quatsch. Mein Antrag auf REHA wurde abgelehnt, trotz unzähliger Diagnosen und Attesten, auch ein entsprechender Widerspruch und ins Krankenhaus gehe ich bislang einmal jährlich für 17 Tage, demnächst zweimal jährlich stationär zur Schmerztherapie. Alle Unterlagen darüber lagen Dr. Neuro vor.

„Im Gespräch Distanz überschreitend. Immer wieder fragend, ob der Untersucher sie nicht auch behandeln wolle."

Nun fällt mir nichts mehr ein. Dr. Neuro machte auf mich einen sehr verständnisvollen und symphytischen Eindruck. Ja, ich fragte ihn, ob ich auch als Dauerpatientin zu ihm kommen könne, da ich Vertrauen zu ihm gefasst hatte und es mir angenehm war mit ihm zu sprechen. Als ich ging, gab ich ihm die Hand und legte meine 2. Hand zur Bekräftigung des Dankes auf unsere beiden Hände. Das ist Distanz übergreifend??? Na, zum Glück habe ich ihn nicht gedrückt (ironisch gemeint).

Dazu muss ich sagen, dass ich ein Mensch bin, der fremde Menschen umarmen kann, wenn sie Trost bedürfen oder mir etwas schenken. So bin ich eben. Als ich einmal in der U-Bahn saß und ein junges Mädchen weinte, setzte ich mich neben sie und nahm sie einfach in den Arm. Sie hat es sehr genossen. Wir sprachen beide nicht und als ich ausstieg, winkten wir uns beide zu. Ich habe nie erfahren was sie so traurig machte, aber ich hatte das Gefühl, dass ich zur richtigen Zeit am richtigen Ort war. Aber ich schwöre…..Dr. Neuro hat von mir keine Umarmung bekommen….trotzdem war ich in seinen Augen Distanz übergreifend.

„Sie weist darauf hin, dass sie über ihn im Internet im Ärzteforum recherchiert habe, sich auskenne.
Das Gespräch ergab keinerlei Anhaltspunkte für erworbene Störung der Kognition (Informationsverarbeitung) und der Merkfähigkeit."

Ohne Worte.

Diagnose:

„Gemischte Persönlichkeitsstörung."

Persönlichkeitsstörungen wurden früher als Charakterneurosen bezeichnet (Quelle: Wikipedia).
Ich bin kein Arzt, aber haben wir die nicht alle?
Ja, ich habe viele Diagnosen, aber das kommt mir so vor wie Husten, Schnupfen = Erkältung, oder?

„Zum Schluss hatte es Auseinandersetzungen mit einer Vorgesetzten gegeben. Dabei sei es zu einem „Zusammenbruch" gekommen, seitdem ist sie krankgeschrieben und bezieht jetzt Leistungen vom Arbeitsamt."

Da ist so typisch für Dr. Neuro. Aus z. B. 4 DIN A 4 Seiten schafft er es den Inhalt in zwei Sätzen wiederzugeben, die vollkommen aus dem Zusammenhang gerissen sind.

Ja, einige Monate lang gab es Auseinandersetzungen mit einer Vorgesetzten, die ein sehr großes Alkoholproblem hatte, die ich über viele Monate geschützt habe, die mir körperlich und verbal immer wieder zu nah gekommen ist.

Zum Schluss war es so, dass ich im Büro den „Laden" alleine geschmissen habe, Verantwortung übernommen habe, die weit über meinen Kompetenzen lagen, weil Frau Chefin (ich habe im Vorzimmer gearbeitet) mal wieder besoffen Zuhause lag und nur lallend mit mir Telefonkontakt gehalten hat, oder mich nachts volltrunken Zuhause angerufen hatte, davon am nächsten Tag aber nichts mehr wusste.

Das ging über einen langen Zeitraum. Eines Morgens machte ich mich für die Arbeit fertig und brach zusammen. Ich hatte Herzrasen, mir war schwindlig, ich hatte „Pudding" in den Beinen, mir war schlecht.

Mein Mann fuhr mich sofort zum Arzt und der zog mich erst für 4 Wochen, danach sofort für das nächste halbe Jahr aus dem Verkehr. Und ja, zwei Jahre später bezog ich dann Leistungen vom Arbeitsamt.

„Der allgemeinmedizinische Befund ist weitgehend unauffällig. Störungen von neurologischer Seite ergeben sich nicht.

Der psychopathologische Befund ist auffällig. Im Verhalten etwas interagierend (Quelle: Internet – Unter Interaktion versteht man Effekte, die sich aus der Kombination mehrerer unabhängiger Variablen ergeben), vordergründig, auf Situationen in der Kindheit hinweisend, insgesamt aber bezüglich sexueller Sachverhalte sich sehr vielfältig und direkt äußernd."

Natürlich springt man als Erzählender zwischen Sachverhalten hin und her, weil sie irgendwie miteinander verknüpft sind und man nicht in zwei Stunden Gespräch mit Dr. Neuro sein Leben anschaulich verdeutlichen kann, weil viele Erlebnisse miteinander verknüpft sind.

Natürlich sind viele Erinnerungen und Verletzungen in der Kindheit – zumindest bei mir – zu finden.
Da der lange sexuelle Missbrauch (durch gleich zwei Männer) sich bei mir tief eingebrannt hat und es bei mir vordergründig ist, wird wohl allen klar sein.

Ich hatte mir schon vor der Untersuchung vorgenommen so ehrlich und offen wie möglich zu sein und das habe ich auch getan. Als erwachsener Mensch kann ich mich auch sehr vielfältig und direkt dazu äußern, da ich mich zum einen dafür nicht schämen muss und ich zum anderen über 6 Jahre lang im sexuellen Missbrauch von Kindern gearbeitet habe.

„Jetzt jedenfalls leidet sie an Angst aus dem Haus zu gehen und Angst im Kontakt mit Menschen. Sie sei mit öffentlichen Verkehrsmitteln zur Untersuchung gekommen, fährt Auto, macht die Einkäufe, ist aber nicht in der Lage, in ihrer Wohnung Staub zu saugen."

Ich glaube, dass jetzt auch der letzte Leser bemerkt, wie viele zusammengewürfelte Sätze Dr. Neuro verwendet. Ich vermute fast, dass es Textbausteine sind, die individuell zusammengestellt wurden.

Ja, ich habe eine Angstphobie vor fremden Menschen entwickelt. Ich bin im Leben so oft verletzt worden, dass ich Menschen einfach nicht mehr vertrauen kann.
Sie machen mir Angst und bereiten mir Unbehagen. Ich vermeide es, soweit es geht, meine sichere Burg (mein Zuhause) zu verlassen.

Ich habe meinen Mann, meine Tochter, meine zwei Katzen und meinen Hund, das reicht mir vollkommen. Im Übrigen wende ich mich mehr und mehr den Tieren zu, da diese nicht falsch und berechnet sind. Das mal nur so nebenbei. Dr. Neuro habe ich sofort vertraut – welch ein Manipulator und was für ein schlechter Mensch.

Ja, ich bin mit öffentlichen Verkehrsmitteln zur Untersuchung gekommen und ich habe ihm erklärt, dass mir dieser Termin sehr wichtig war, ich aber niemanden hatte, der mich hätte fahren können. Von den Panikattacken in der U-Bahn hat er hier nichts wiedergegeben. Da heuchelte er nur mir gegenüber volles Mitgefühl und Verständnis, als ich es ihm erzählte.

Ich fahre Auto? Ich erzählte ihm, dass ich nur noch einmal die Woche zu meiner Therapeutin fahre, die im Nachbardorf wohnt und einkaufen war ich schon lange nicht mehr. Lüge!!!

Mein Mann macht die gesamten Einkäufe, da ich dazu nicht mehr in der Lage bin. Ja, ich kann nicht mehr staubsaugen und Fensterputzen kann ich auch nicht mehr, da ich in Armen und Händen völlig kraftlos bin und große Schmerzen habe – schon ohne Hausputz.

Ja, ich schlafe jeden Tag bis 13 Uhr und inzwischen, nach einer Tasse Kaffee, nochmals 1-2 Stunden.

Eine medizinische Begründung dafür ist nicht erkennbar? Natürlich! Ich leide unter anderem an Fibromyalgie (sog. Weichteilrheuma) und eines der größten Probleme dieser Erkrankung ist die ständige Müdigkeit und die nicht vorhandene Belastbarkeit.

Natürlich hat es das Vorgutachten auch so beschrieben, beide Gutachter haben ja auch den gleichen Arbeitgeber (um es mal umschrieben auszudrücken). Und die Gutachter wollen ja schließlich auch ihren gutbezahlten Job behalten. Nein, das ist keine Behauptung, das ist meine eigene Meinung. Ich werde hier keine Behauptungen aufstellen, obwohl ich sehr große Lust dazu hätte, da sie absolut der Wahrheit entsprechen würden, aber ich habe kein Interesse daran mir eine Anzeige wegen Verleumdung einzuhandeln. Deshalb sage ich dazu nichts weiter.

„Es liegt eine Persönlichkeitsstörung vor mit teils histrionischem, teil unangepasstem Verhalten."

Die histrionische Persönlichkeitsstörung zeichnet sich durch egozentrisches, dramatisch-theatralisches, manipulatives und extravertiertes Verhalten aus. Typisch sind extremes Streben nach Beachtung, übertriebene Emotionalität und eine Inszenierung sozialer Beziehungen (Quelle: Internet)

Nun bin ich an einem Punkt, wo ich nicht weiß, ob ich darüber lachen oder weinen soll, oder evtl. an dem Verstand von Dr. Neuro zweifele, oder er wieder einmal einen Textbaustein benutzt hat.

Das alles beschreibt auf jeden Fall – und da bin ich mir gaaaanz sicher – nicht mich. Dazu muss ich, glaube ich, gar nichts sagen. Da fehlen mir eigentlich auch die Worte. Cool, damit kann ich mich auf jeden Fall im Theater bewerben, vielleicht sollte ich das mal von der Seite sehen. Schade, Sie kennen mich nicht, aber die Leute, die mich kennen, haben Tränen gelacht.

Teils unangepasstem Verhalten? Wie jetzt?

Was meint Dr. Neuro damit? Ich legte zu keiner Zeit die Füße auf den Tisch, flirtete nicht mit ihm, knapperte nicht an meinen Finger- oder Fußnägeln, zog mich nicht aus und popelte auch nicht in der Nase? Also, was um Himmelswillen meint er damit? Ich werde es nie erfahren.

„Sie schildert die angegebenen Situationen, dass, zumindest so wie es geschildert wird, das Verhalten im Elternhaus ihre Persönlichkeit geprägt habe."

Der Satz verwirrt mich, ganz ehrlich. Ich hatte kein schönes Elternhaus, aber….. prägt nicht eigentlich jedes Elternhaus, egal ob schön, oder nicht schön, die Persönlichkeit eines Kindes?

„Dieses stand aber zu keinem Zeitpunkt einer beruflichen Tätigkeit im Wege, auch jetzt nicht."

Verstehe ich nicht, meint er jetzt meine Eltern? Ich bin über 50 Jahre, denen war es eh egal was aus mir wird.

Oder meint er, dass ich noch froh sein kann bei meiner Persönlichkeit, dass ich überhaupt arbeiten konnte….auch jetzt noch….ist ja Quatsch, denn ich kann schon seit 2013 nicht mehr arbeiten, deshalb habe ich ja den Rentenantrag gestellt.

„Therapeutische Bemühungen werden nicht wahrgenommen, sie meint, sie könne jetzt nicht noch einmal ins Krankenhaus, was sie gemacht hatte, um wie sie sagt, die Diagnose bestätigt zu bekommen."

Seit 2014 war ich beständig (1-mal die Woche) bei einer Traumatherapeutin in Behandlung, 3 Jahre lang. Darüber haben wir lange gesprochen. Ich gehe seit 2014 einmal jährlich für 14 Tage stationär ins Krankenhaus zur Schmerztherapie.

„Es wird von hier aus nicht deutlich, warum eine Rehabilitation nicht möglich ist, wobei diese im vorliegenden Formular nicht empfohlen wird, weil Frau XYZ schon jetzt berichtet, dass sie so einen Versuch der Besserung ihres Befindens nicht wolle."

Wenn ich das lese, fühle ich mich absolut hilflos mich gegen so viele Lügen zu wehren. Ich hatte ja nicht mal einen Zeugen bei Dr. Neuro, der mich jetzt in meinen Worten bestärken könnte.

Ich gehe, wie gesagt, seit 2014 jedes Jahr für mindestens 14 Tage stationär ins Krankenhaus, habe eine Reha beantragt, die abgelehnt wurde. Ich habe Widerspruch eingelegt, der wieder abgelehnt wurde.
Ich habe nunmehr eine 3jährige Traumatherapie hinter mir und er schreibt, dass ich eine Besserung meines Befindens nicht will? Was ist das bitteschön für ein Schwachsinn?

„Die Notwendigkeit einer Berentung aus medizinischer Sicht ergibt sich nicht, weder liegt eine schwere Depression vor, noch eine schwere neurotische Störung. Die Besonderheiten der Wesensart der Klägerin sind letztlich mit beruflicher Tätigkeit vereinbar. Sicher zum jetzigen Zeitpunkt auch kein Behandlungsfall."

OHNE WORTE.

Und wieder antwortete mein damaliger Anwalt auf dieses Gutachten lang und ausführlich, als er es vom Gericht erhalten hatte und legte erneut Widerspruch ein.

Alles zieht sich immer sehr lange hin. Die Rentenversicherung beauftragt einen ihrer Gutachter. Das geht ans Gericht. Das Gericht schreibt meinen Anwalt an, dieser kontaktiert mich. Irgendwann bekomme ich dann einen Termin vom Gutachter. Dann erfolgt die Begutachtung. Um sein Gutachten zu schreiben, benötigt dieser Gutachter auch Zeit. Dann geht das Gutachten an die Rentenversicherung, von da aus an das Gericht und vom Gericht an den Rechtsanwalt.

Ich hatte immer das Glück, dass, wenn ich die Rentenversicherung kontaktierte, das Gutachten schon sehr schnell bekam.

Aufgrund der Begründung meines damaligen Anwaltes und des Widerspruchs ordnete das Gericht an, dass die Rentenverssicherung erneut einen ihrer Gutachter beauftragen soll.

3. Gutachter – Dr. Neuropsych

Nun hatte ich also schon zweimal wildfremden Menschen in aller Kürze meinen intimsten Seelenmüll erzählt und nun sollte ich zum 3. Mal damit wieder von vorne beginnen. Und das war nicht alles.

Diesmal bekam ich einen Doppeltermin. Zum einen wurde ich zu einem Gespräch eingeladen und im Anschluss daran musste mein Mann mich 20 Minuten durch Berlin fahren, um noch ein schriftliches Gutachten auszufüllen. Wenn mein Mann mich nicht gefahren hätte, wäre es für mich gar nicht machbar gewesen.

Kurz vor dem Haus von Dr. Neuropsych trafen wir (mein Mann und ich) einen Schornsteinfeger.
Ich fragte diesen Mann spontan, ob ich ihm die Hand geben könne, denn ich bräuchte viel Glück. Er gab mir die Hand und wünschte mir viel Glück.

Wir klingelten bei dem Dr. und nach einer halben Treppe stand eine Tür offen, ein älterer Mann stand mitten in seiner Praxis und winkte uns mürrisch herein. Am liebsten wäre ich sofort wieder umgekehrt. Ich begrüßte ihn freundlich und fragte ihn, ob mein Mann dem Gespräch beiwohnen darf. Mürrisch gab er zurück, dass mein Mann gerne im Wartezimmer Platz nehmen kann.

Heute weiß ich, dass ich hätte darauf bestehen können eine Person meines Vertrauens mitzuziehen zu dürfen. Aber hätte ich es damals schon gewusst, hätte ich es trotzdem so akzeptiert, um den Dr. nicht zu verärgern.

Los geht's:

Mitgebracht wird ein neuer Brief aus dem Krankenhaus von 01/2017 mit den Diagnosen: Fibromyalgie, Somatoforme Störung, Chronisch-rezidivierende Depressionen, Soziale Phobie mit Panikstörung, Metabolisches Syndrom.

Dann wieder Familienanamnese, Eigenanamnese, Arbeitsanamnese, Biographie, Familiäre Situation, Allgemeine Anamnese (Einzelheiten dazu möchte ich Ihnen gerne ersparen, da ich dazu ja lang und breit berichtet habe)

Danach war ich eigentlich schon fertig mit der Welt, weil es unheimlich anstrengend ist darüber wieder und wieder zu berichten.

<u>Beschwerdebild:</u>

„Spontan wird angegeben, dass sie große Probleme mit anderen Menschen habe. Sie verlasse das Haus nicht mehr, außer für eine Stunde, in der sie mit dem Hund im Wald spazieren gehe.

Sie sei sehr auf Tiere fixiert.
Bis vor drei Jahren war sie noch eine absolute Powerfrau. Nach dem Nervenzusammenbruch habe sie sich völlig zurückgezogen und ein geigelt. Dadurch gehe es ihr aber auch besser, sie fühle sich dadurch wohl. Sie schlafe 12 Stunden am Stück.

Sie höre auf ihren Körper. Auch die Schmerzen seien dadurch besser geworden. Menschen machen ihr Angst, dann bekomme sie Herzrasen. Sie habe keine Freunde mehr und keine Bekannte und wolle es auch nicht. Es gehe ihr dadurch aber nicht schlecht. Wenn sie so ein autistisches Leben führe, gehe es ihr am besten. Abends komme sie allerdings nicht zur Ruhe und könne erst gegen Mitternacht einschlafen."

Ein sehr unfreundlicher, alter Mann, aber wenigstens soweit korrekt wiedergegeben. Außer, dass ich nicht in Panik gerate, wenn ich Menschen sehe, sondern es mir Unbehagen bereitet mich unter vielen Menschen zu begeben und ja, dabei bekomme ich auch mal Panikattacken.

Auf Nachfrage:

„Körperlich habe sie auch Beschwerden. Sie habe Schmerzen am ganzen Körper, schon seit über sechs oder sieben Jahren. Sie habe aber nie Zeit für sich gehabt und nie Zeit, so darauf zu achten. Vor drei Jahren wurde es sehr schlimm. Sie war dann im Krankenhaus. Dort wurde Fibromyalgie festgestellt.

Einmal im Jahr geht sie ins Krankenhaus, immer für 14-17 Tage. Mit den Menschen auf der Station habe sie aber keine Probleme. Die haben ja alle das Gleiche.
Diese Therapie helfe ihr drei Monate lang **(Anm.: Sie lindert etwas meine Schmerzen)**. Ansonsten hätte sie den ganzen Tag Schmerzen in wechselnder Intensität. Betroffen seien Arme, Finger, Füße, Rücken, die Gelenke. Morgens seien Finger und Füße geschwollen. Die Schulter tue wahnsinnig weh, sie habe oft Herzstolpern und es findet niemand einen Grund dafür."

Wenigstens mal ein Gutachter, der es richtig wiedergegeben hat.

Befindlichkeit:

„Die Stimmungslage sei „doof im Kopf". Sie wisse es nicht. Sie konnte nicht sagen, wie die Stimmung sei. Antrieb habe sie wenig. Freuen könne sie sich schon noch über ihre Tiere. Aggressiv sei sie nicht, es sei ihr eher alles egal. Unruhig sei sie manchmal. Angstgefühle habe sie schon, sie habe Angst vor der Angst."

(Anm.: Ich weiß absolut nicht wovor, aber die Angst ist da.)

Zum Tagesablauf:

„Sie stehe um 12 Uhr auf, frühstücke dann etwas, nach einer Stunde lege sie sich wieder eine halbe Stunde hin, dann sei sie eine Stunde fit, aber dann nach einer Stunde, wenn sie Hausarbeit macht, wieder kaputt, so dass sie sich hinlege.

Hobbys habe sie nicht **(Anm.: mehr)**. Früher habe sie gerne gelesen und Musik gehört. Sport mache sie zu Hause etwas. Soziale Aktivitäten werden negiert. Zu kulturellen Veranstaltungen gehe sie nicht." **(Anm.: mehr)**.

Ich habe Ihnen davon so ausführlich berichtet, damit Sie sich zumindest einen kleinen Einblick zu meinem Gesundheitszustand machen können. Bis hierher hat der unfreundliche Arzt soweit alles korrekt wiedergegeben.

Danach erfolgte eine körperliche Untersuchung.

„52-jährige Frau in guten Allgemeinzustand und übergewichtigem Ernährungszustand."

Herrlich: Guter Allgemeinzustand (ich hatte rabenschwarze Augenringe, ich sah aus, als hätte ich eine Woche nicht geschlafen, ich zitterte am ganzen Körper, weil ich inzwischen unheimliche Angst vor Gutachtern hatte, ich muss ihn angeschaut haben wie ein angeschossenes Reh.)

Vor lauter Aufregung hatte ich wieder dieses Kopfwackeln....da frage ich mich, wie ein schlechter Allgemeinzustand in seinen Augen aussehen würde. Dann kommen wir zu meinem übergewichtigen Ernährungszustand. Ich habe ganz schlanke Arme und Beine, lediglich, wie viele Damen in meinem Alter, einen kleinen Bauch. Da dieser auch mal die Höhle für zwei Babys war, hat das nichts mit Übergewicht zu tun, sondern eher mit altersbedingter Erschlaffung.

...Ödeme finden sich nicht."

Ich hatte auch an diesem Tag, wie so oft, ganz dicke Füße und Finger sowie dicke und geschwollene Augenringe und ein aufgedunsenes Gesicht. Dieser Dr. untersuchte Füße und Augen eingehend, aber er fand keine Ödeme. Dass gerade an diesem Tag mein Ehering meinen Finger so einengte, dass ich ihn nie im Leben abbekommen hätte, sah er nicht. Er schob das vermutlich alles auf meinen angeblich übergewichtigen Ernährungszustand, der eben nicht vorhanden ist.

…Riechvermögen intakt."

Das ist auch der Hammer, wenn er mich wenigstens mal danach gefragt hätte. Er sah meine Nase, dachte wahrscheinlich „sieht normal aus, also kann sie auch riechen".

…Hörvermögen für Flüstersprache nicht eingeschränkt."

Cool, nur hat dieser Mann zu keinem Zeitpunkt geflüstert. Im Gegenteil, er sprach so laut, dass man ihn in jedem Falle, selbst wenn man schwerhörig ist, gehört hätte.

Ich gehe hier nicht weiter auf die weitere körperliche Begutachtung ein, da ich zum einen die ganzen Fachbegriffe nicht verstehe und zum Zweiten zum Ergebnis meiner körperlichen Zusammenfassung verstanden habe, dass alles in bester Ordnung ist und ich kerngesund bin. Ich schmeiß mich weg, kann kaum krauchen, nicht lange sitzen oder gehen, habe überall Schmerzen und der Arzt bescheinigt mir, trotz all meiner vorhandenen schriftlichen Diagnosen, dass eigentlich alles in bester Ordnung ist.

Psychischer Befund:

„Die Klägerin erscheint pünktlich in Begleitung ihres Mannes, sie ist gepflegt gekleidet und körperlich gepflegt. Wirkt Aspekt mäßig Prima-vista **(Anm. vom Anschein her)** eher ängstlich-verunsichert."

Mein erster Gedanke bei dieser Beschreibung…was hat Pünktlichkeit, Begleitung meines Mannes, körperlich gepflegt mit meinem Krankheitsbild zu tun und was heißt eigentlich körperlich gepflegt?

Gut, gestunken habe ich nicht und meine Sachen waren auch sauber, vielleicht meinte er das damit.

Im ersten Augenblick dachte ich, okay, er hat gesehen, dass ich ängstlich-verunsichert war. War ich auch, aber ich glaube heute, dass er das aus Gründen aufgeschrieben hat, um meine ganze Person in Frage zu stellen. Man kann einen Menschen auch als ängstlich-verunsichert einschätzen, weil man vermutet, dass dieser Mensch etwas zu verbergen hat, unehrlich ist oder ähnliches. Das meinte dieser Dr. mit absoluter Sicherheit. Ich aber hatte einfach nur Angst vor diesem weiteren Gutachter. Angst davor, dass er mich, wie der erste und zweite Gutachter völlig falsch einschätzt, was ja dann auch so war.

„Höflich, kooperativ, erzählt bereitwillig und ausführlich, in der Wortwahl manchmal etwas superlativisch." **(Anm. übertreibend)**

Da war es wieder...zum Schluss musste er wieder einen reinhauen. Ich war noch nie in meinem Leben in Erzählungen übertreibend. Ich bin ein absolut sachlicher Mensch.

… keine Konfabulation."

Das ist jetzt mal mehr als interessant.

Konfabulation (Anm.: kommt von Fabel, Geschichte, Märchen, versteht man in der Psychopathologie, die Produktion objektiv falscher Aussagen oder Erzählungen, die in verschiedenen Formen auftritt, also falsche Wahrnehmungen). Das ist aber genau das, was der zweite Gutachter von mir behauptet hat.

„Die Stimmung ist eher indifferent **(Anm.: gleichgültig, ohne Teilnahme, ohne Interesse)** kein Hinweis auf vitale Traurigkeit oder Ängstlichkeit, auch keine Hinweise auf Ephorien."

Dieser Satz ist der absolute Widerspruch in sich. „Gleichgültig, ohne Teilnahme, ohne Interesse"…

Wie ich bereits vorhin geschrieben habe, meinte der Dr. ich wäre kooperativ, erzähle bereitwillig und ausführlich und in der Wortwahl manchmal etwas übertrieben.

Und nun wirkte ich gleichgültig, ohne Teilnahme und ohne Interesse? Passt irgendwie überhaupt nicht zusammen.

Manchmal habe ich den Eindruck, dass diese Gutachter sich einfach irgendwelche Textbausteine zusammenschieben, ohne wirklich über evtl. Widersprüche nachzudenken.

Keine Hinweise auf vitale Traurigkeit? Ich habe bei meinen Erzählungen immer wieder geweint, weil ich tief in meinen unangenehmen Erlebnissen kramen musste und es mir natürlich zum Teil auch sehr schwerfiel. Man darf ja auch nicht vergessen, dass man diese Erlebnisse einem wildfremden Menschen erzählen muss. Kein Hinweis auf Ängstlichkeit? Er selbst hatte am Anfang beschrieben, dass ich ängstlich, unsicher wirkte, was ja auch stimmte, nun auf einmal nicht mehr? Kein Hinweis auf Ephorien? Wie denn auch?
Soeben beschrieb er mich ja auch als teilnahmslos und gleichgültig.

„Die Affekte sind hier gut steuerbar und modulationsfähig." **(Anm.: Klang der Sprache)**

Gutachter Nr. 2 beschrieb eine Affektion der Stimme, übertrieben in der Sprache. Ein Mensch, zwei völlig verschiedene Einschätzungen, oder ich habe eine geteilte Persönlichkeit…..

„Sie schilderte, dass sie kaum Antrieb hat, war hier nicht müde oder erschöpft".

Müde oder erschöpfter als an diesem Tag geht gar nicht. Das sah er auch, dass kann mir kein Mensch erzählen, zumal ich immer wieder gähnen musste, was mir sehr unangenehm war.

„Zwänge wurden negiert" (Anm. verneint).

Ist jetzt nicht wirklich wichtig, ist aber eine absolute Lüge. Ich habe so blöde Zwänge, über die sich eigentlich nur mein Mann lustig macht.
Ich schaue, bevor ich aus dem Haus gehe, seit Jahren mindestens 3-mal ob der Herd wirklich aus ist, keine Kerzen mehr

brennen, die Zigaretten wirklich alle aus sind die Fenster auch wirklich geschlossen sind. Abends, wenn ich die Haustür von innen verschließe, zwinge ich mich jedes Mal nachzuschauen, ob von außen auch wirklich kein Schlüssel steckt, obwohl der zweite Schlüssel jedes Mal am Schlüsselhaken hängt. Wie gesagt, nicht wirklich wichtig, aber dieser Dr. hat mich überhaupt nicht danach gefragt.

„Es bestehen Ängste außerhäusig, hat Hemmungen außer Haus zu gehen, kann es aber tun, kann auch mit dem Auto fahren, nur keine öffentlichen Verkehrsmittel mehr, geht auch selten alleine einkaufen, hat sich zurückgezogen, wobei andererseits sie im Krankenhaus, wenn sie dort auf andere Menschen trifft, keine Probleme hat, wie sie selber angibt."

Ja, es bestehen Ängste außerhäusig und ich habe Hemmungen außer Haus zu gehen, aber nun wird wieder alles aus dem Zusammenhang gerissen.
Klar kann ich es tun, aber ich muss mich dazu zwingen, bekomme Panikattacken.

Ich erklärte dem Doktor, dass ich lediglich 1 x die Woche mit dem Auto zur Therapie fahre, das ist lediglich ein Fahrweg von ca. 15 Minuten. Im Krankenhaus, wo ich mich einmal im Jahr zur Schmerztherapie mindestens 14 Tage stationär aufhalte, habe ich auch keine Probleme, da es den Mitpatienten genauso geht wie mir und die Ärzte sehr verständnisvoll sind. Die Zusammenhänge und Hintergründe hat der Doktor wieder einmal nicht erklärt, sondern es eher in einer ironischen Weise dargelegt.

„Keine Suizidalität vorhanden".

Woher will dieser Doktor das wissen, gefragt hat er mich nicht. Natürlich habe ich einige Male darüber nachgedacht, gerade wenn die Schmerzen so stark sind, es keine Aussicht auf Heilung gibt und mir vieles so sinnlos vorkommt, wie auch das Verhalten dieser ominösen Gutachter.
Aber ich habe einen lieben Mann und eine wundervolle Tochter. Dafür lohnt es sich weiterzumachen.

„Die Sprache ist manchmal superlativisch **(Anm.: übertrieben). Da haben wir es wieder.**
Die Angaben passen auch nicht zu dem Gesprächseindruck". **Über diesen letzten Satz habe ich wieder und wieder nachgedacht. Ich verstehe ihn bis heute nicht.**

„Auffällig ist auch, dass sie sich immer als Powerfrau bezeichnet hat bis vor drei Jahren. Ich interpretiere das so, dass sie auch keine großen Probleme mit anderen Menschen hatte und sich immer leistungsfähig fühlte".

Ja, und was nun genau ist daran auffällig??? Ich war auch genauso und bin es nun nicht mehr. Deshalb und nur deshalb stelle ich einen Antrag auf EU-Rente und gehe diesen ganzen Weg, weil ich einfach nicht mehr kann, keine Powerfrau mehr bin, Probleme mit der Anwesenheit anderer Menschen habe und eben 0 % leistungsfähig bin und diese dauernden unerträglichen Schmerzen habe.

Nun noch ein paar Sätze des Herrn Doktor, sogenannte Antworten auf Beweisfragen:

„Auf meinem Sachgebiet liegt eine Dysthymia vor"

(Anm. Quelle Internet: Die Dysthymia oder auch Dysthymie ist eine chronische Depression. Die Symptome sind jedoch deutlich schwächer als bei einer klassischen depressiven Episode. Früher wurde die Dysthymia als neurotische Depression bezeichnet.)

„Arbeiten auf Leitern und Gerüsten entfällt wegen der Ängste".

Was ist das für ein Quatsch? Ich leide unter extremen Lebensängsten und wenig unter Höhenängsten.

Nun kommt der Knaller!!!

„Arbeiten sollten eher in geschlossenen Räumen erfolgen wegen der Fibromyalgie".

Nun bin ich mir absolut sicher, dass dieser Doktor überhaupt nicht weiß, worüber er spricht.

Ich denke, dass er bei einer Fibromyalgie eher an eine Allergie denkt, warum sonst diese Aussage? Wenn man Fibromyalgie innerhalb geschlossener Räume gut aushalten kann, würde kein Weichteilrheumapatient mehr vor die Tür gehen und alles wäre gut. Wie peinlich so einen Satz im Zusammenhang mit Fibromyalgie zu schreiben.

„Geistig kommen einfache Arbeiten in Frage".

Muss ich jetzt nicht verstehen, oder? Ich schätze mich eigentlich als geistig recht fitten Menschen ein. Der Doktor wohl eher nicht. Aber dazu kommen wir später noch.

„Arbeiten können mit durchschnittlichen Anforderungen an die Reaktionsfähigkeit, Übersicht, Aufmerksamkeit, Verantwortung, Zuverlässigkeit einhergehen".

Passt das eigentlich zu der Aussage, dass man mich nur mit geistig einfachen Arbeiten betrauen darf?

Und wie habe ich es eigentlich geistig geschafft, nunmehr mein zweites Buch (1. Buch - Burnout und Fibromyalgie…wie alles begann) zu schreiben.

Nun ja, ich gebe zu, beide Bücher brauchten mehrere Jahre um sie niederzuschreiben, da ich das nur an den wenigen guten Tagen kann, aber ich denke etwas mehr geistige Arbeit steckt da schon drin.

Jetzt kommt wieder einmal ein Leckerbissen!!!

„Arbeiten in Wechselschicht sind möglich"

(wie zuvor schon geschildert, benötige ich für meine Schmerzen und mein Seelenleben ein ständig gleiches Tagesschema, wobei ich 12 Stunden im Stück, ohne Wasserzulassen, schlafe. Nur so finde ich meine innere Balance und eine Schmerzlinderung, gepaart mit eigener Isolation.)

„Nachtschicht Tätigkeiten unter besonderem Zeitdruck entfallen"

(Den Satz verstehe ich nicht, ich bin in der Nacht oft fitter als am Tag, wobei fitter natürlich übertrieben ist, deshalb kann ich noch lange nicht nachts arbeiten, genauso wenig wie am Tage, zumal ich dazu meine sichere Burg (mein Zuhause) verlassen muss.

„Häufiger Publikumsverkehr ist zumutbar".

(Wenn Sie mein Buch bis hier interessiert gelesen haben, muss ich zu dieser Aussage eigentlich nichts mehr sagen).

„Aus psychiatrischer Sicht ist die Klägerin noch vollschichtig **(ich denke nur Wechselschicht?)** einsetzbar. Es liegt keine schwerwiegende Erkrankung vor."

Ohne Worte.

„Die Klägerin kann die Wegstrecken von mehr als 500 Metern in je 20 Minuten aus psychiatrischer Sicht zurücklegen. **(Der absoluter Knaller überhaupt, wie kommt er denn jetzt darauf?)** Sie fährt nach eigenen Angaben auch das Auto." **(Das Thema hatten wir schon).**

„Sie gibt an, dass sie öffentliche Verkehrsmittel nicht benutzen kann. Hier wäre evtl. eine Testung möglich. Erst dann kann man das anerkennen."

Da kommen mir echt die Tränen. Wie sehr kann man einen kranken Menschen erniedrigen? Ich bekomme schweißnasse Hände, Herzrasen, Panikattacken. Mir geht es dabei absolut schlecht und der Doktor möchte mich gerne an die Hand nehmen und das selbst miterleben?
Das hat schon etwas von Perversität. Warum kann man mir das nicht einfach glauben? Hätte ich ein offensichtliches Leiden mit einem Röntgenbild würde jeder sagen, ja, das ist ersichtlich. Aber so....man soll kontrolliert werden, um das zu bestätigen. Dabei wird einem einfach nur schlecht.

„Die Störung hatten wohl vor drei Jahren ihren Höhepunkt und habe sich dann langsam, gebessert, aus psychiatrischer Sicht."

Ja, und warum? Weil ich mich auf mein neues Leben, was mir absolut guttut, eingestellt habe.

Ich schlafe meine 12 Stunden, was mir so guttut. Ich gehe kaum noch aus dem Haus, ich habe meinen verständnisvollen Mann, meine tolle Tochter und meine Tiere. Ich habe mich mit meinem neuen Leben arrangiert.

„Aus psychiatrischer Sicht ist eine weitere Besserung möglich. Dieses hängt aber auch von der Motivation der Klägerin ab, die derzeit ein sehr regressives Verhalten **(Anm.: unterwürfiges Verhalten)** zeigt."

Ja, vielleicht zeige ich mich unterwürfig, aber damit kann ich mit meinen Erkrankungen leben und sie akzeptieren, ohne aufzugeben. Was ist daran verkehrt? Eine weitere Verbesserung sehe ich im Moment nicht.

„Ein weiteres Gutachten ist m. E. nicht erforderlich."

Sehe ich anders.

Nachdem ich bei drei Gutachtern war, die von der Rentenversicherung benannt worden sind und die auch, meines Erachtens von der Rentenversicherung gesponsert werden, habe ich langsam den Wunsch nach einem unabhängigen Gutachter.

Meine Meinung:
Die Rentenversicherung schlägt einen Gutachter vor. Dieser begutachtet einen Kläger. Schickt dieser Gutachter der Rentenversicherung zu viele Kläger in Rente, ist er nicht mehr lange Gutachter der Rentenversicherung, denn diese möchte natürlich viele Ablehnungen. Wer beißt schon in die Hand, die einen füttert? Ich betone hier nochmals, dass das meine persönliche Meinung ist. Das ist lediglich eine freie Meinungsäußerung.

Ende des 3. Gutachters der Rentenversicherung.

Nachdem ich dieses 3. Gutachten absolviert habe und absolut platt war, d. h. kaputt, ausgemergelt, müde und psychisch am Ende, musste ich noch am gleichen Tag, eine Stunde später, zu einem weiteren Gutachter, nämlich dem 4.

Mein Mann fuhr mich hin. Ich kam zu dem nächsten

4. Gutachter, Dr. Dr. Wagemut:

Er empfing mich sehr freundlich, legte mir eine seitenlange Blättersammlung vor und meinte, dass ich mich jetzt hinsetzen soll und alles beantworten muss, dann verließ er den Raum. Ich sah ca. 126 Fragen, die ich mit „ stimmt, stimmt nicht, stimmt etwas, stimmt gar nicht" beantworten sollte. Ich war eigentlich absolut handlungsunfähig. Erst einmal war ich von dem vorherigen Gutachter noch total überfordert und kaputt und auf manche Fragen hätten einfach mehrere Antworten gepasst.

Ich wühlte mich mehr oder weniger durch alle Antworten und merkte mehr und mehr, dass ich mich gar nicht mehr konzentrieren konnte.

Klar, ich hätte sagen können, dass ich nicht mehr kann, aber erstmal habe ich mich das nicht getraut und außerdem hatte ich Angst davor, dass dieser Gutachter noch schlimmer über mich schreibt als die anderen.

Dann kamen die letzten zwei Seiten und ich gebe zu, dass ich absolut erleichtert war, denn ich konnte wirklich nicht mehr.

Ich wunderte mich, denn es ging um irgendwelche Wörter, die ich erkennen sollte. Es handelte sich ausschließlich um spezifische Wörter, die man nur erahnen konnte, wenn man intellektuell bewandert ist.

Ich erkannte diese, aber irgendwann konnte ich mich gar nicht mehr konzentrieren.

Ich sah in der Folge weitere Wörter, die mir bekannt waren, entschloss mich aber hier Schluss zu machen, da ich einfach nur geistig erschöpft war. Was ich nicht ahnte, war, dass das ein sprachlicher Intelligenztest war, ganz am Schluss, nach zwei aufeinander folgenden Gutachtern an einem Tag. Das ärgert mich bis jetzt. Es war eine Beleidigung meiner Intelligenz. Dadurch wurde ich mit einer Intelligenz von 96, also ein durchschnittliches Resultat, begutachtet. Hätte ich das gewusst, hätte ich weitergemacht.

„Im Freiburger Persönlichkeitsinventar wurde mit Stanine 2 eine sehr geringe Offenheit erreicht. So dass die Ergebnisse nicht als gesichert gelten könne."

Hallo? Der letzte Doktor hat angegeben, dass ich sehr offen bin. Die Ergebnisse gelten als nicht gesichert? Dann könnte sich der Dr. doch das ganze Folgende sparen, d. h. er macht im Folgenden Angaben, die eh nicht gesichert sind?

„Sie präsentierte sich als überdurchschnittlich depressiv, als erhöht sozial orientiert, wenig leistungsorientiert, als durchschnittlich gehemmt, als eher ruhig und gelassen, als sehr wenig aggressiv, als durchschnittlich beansprucht, als erhöht zu körperlichen Beschwerden neigend und wenig gesundheitlich besorgt, als deutlich introvertiert und emotional erhöht labil."

All das entnahm der Dr. Dr. Wagemut dem schriftlichen Fragenspiel aus: „Stimmt, stimmt nicht, stimmt ein wenig, stimmt gar nicht." Ich saß ja zu diesem Zeitpunkt ca. 1 Stunde lang alleine in dem Zimmer und viele der Fragen waren zudem nicht immer ganz eindeutig zu beantworten, denn manche Antworten konnte man, je nach Situation, mit zweierlei Aussagen beantworten. Außerdem gab es Fragen, die man sich immer und immer wieder durchlesen musste, um die richtige Antwort zu geben, z. B. Ich habe nicht das Gefühl, dass ich nicht zu wenig geschätzt werde. Wenn man so viele Fragen zu beantworten hat, bringt einem die doppelte Verneinung in einer Frage zur Verwirrung.

Ich bin kein Dr. Dr., aber ich halte von diesen Fragestellungen, ohne ein Gegenüber, überhaupt nichts. Erst einmal kann man diesen Test ohne weiteres manipulieren und zweitens bin ich der Meinung, dass man durch diesen Test den Menschen an sich in Schubkastendenken einteilt.

Schon der Beginn dieses Tests: „...Sie präsentierte sich als überdurchschnittlich depressiv..." **Also, wenn ich es richtig verstehe, ich präsentiere mich so, aber bin ich es, laut Test nun, oder nicht? Wenn ich es laut Test bin, ist das schon wieder ein absoluter Widerspruch zu dem Gutachtergespräch am Morgen, denn dieser Doktor meinte ja, dass ich nur eine durchschnittliche Depression habe.** „....als sehr wenig aggressiv...." **Auch irgendwie lustig, denn ich habe absolut 0 % Aggressivität in mir, also nicht sehr wenig, sondern gar nicht.**

„Im Beschwerdenerfassungsbogen wurden durchschnittliche Ängste/Phobien angegeben, fraglich erhöhte Störungen des Wasserhaushaltes, leicht erhöhte der Atmung und des Kreislaufsystems, erhöhte hypochondrische **(Anm.: Quelle Internet: Der Betroffene leidet unter einer ausgeprägten Angst, eine ernsthafte Erkrankung zu haben, ohne dass sich dafür ein angemessener, objektiver Befund finden lässt)** und anankastische Störungen **(Anm.: Quelle Internet: Die anankastische Persönlichkeitsstörung ist eine Form der Persönlichkeitsstörung, die dadurch gekennzeichnet ist, dass die betroffenen Personen besondere Starrheit und Perfektionismus, sowohl in ihrem Denken als auch in ihrem Handeln an den Tag legen)**, deutlich erhöhte soziale Gehemmtheiten und extreme der Verdammung"

(Anm.: Quelle Internet: -Verdammnis auch in der Erweiterung ewige Verdammung, bedeutet das Verworfen sein vor Gott und die Verurteilung zur Pein einer Höllenstrafe aufgrund begangener Taten) und neurasthenische/psychasthenische Störungen."

(Anm.: Quelle Internet: Neurasthenische Störungen bezeichnet eine Nervenschwäche oder eine Überreizung der Nerven. Das Hauptsymptom ist die Ermüdung oder Erschöpfung. Meist nach verhältnismäßig geringem Aufwand. Diese kann in zwei verschiedenen, sich aber durchaus auch überschneidenden Hautformen auftreten.

- Bei der geistigen Ermüdung treten Müdigkeit oder Erschöpfung bei oder nach geistigen Tätigkeiten auf. Diese kommen meist auch in der Form von Konzentrationsschwäche und ineffektivem Denken vor, was zu einer verminderten Arbeitsleistung führen kann. Auch die Bewältigung des Alltags kann darunter leiden.

- Bei der anderen Form liegt der gefühlte Fokus auf dem Körperlichen. Die Ermüdung tritt als körperliche Schwäche auf.

Diese Formen können kulturell unterschiedlich ausfallen).

(Anm.: Quelle Internet: Psychasthenie ist eine psychische Störung, die derzeit als Neurose gesehen wird. Typisch für die Psychasthenie ist die ständig andauernde Selbstanalyse, Analyse Anderer, Zusammenhänge oder Situationen sowie Misstrauen den anderen gegenüber oder Hinterfragen der Umstände).

Soooo, jetzt mal ganz von vorne.
Frage der Störung des Wasserhaushaltes, leicht erhöhte der Atmung und des Kreislaufs Systems? Dieser Dr. Dr. hat mich überhaupt nicht untersucht. Wasserlassen habe ich als ganz normal angegeben und den Rest hat er nur aus meinen Antworten entnommen?

Hypochonder? Weiter oben hat er ausgeführt, dass ich mir überhaupt keine Sorgen um meine Gesundheit mache. Bei einem Hypochonder gibt es keine nachweisbaren Belege einer Erkrankung. Ihm lagen Atteste über COPD, Arthrose, Arthritis, Fibromyalgie, Bluthochdruck, Asthma Bronchiale, schwere chronische Depressionen, Panikattacken usw. vor.

Auch im Weiteren seiner Ausführungen berichtet er ja von mehreren Persönlichkeitsstörungen.

Anankastische Störungen „...dass die betroffenen Personen besondere Starrheit und Perfektionismus, sowohl in ihrem Denken als auch in ihrem Handeln an den Tag legen..."

Und das ist eine Persönlichkeitsstörung? Für meine Begriffe, hat dann mindestens jeder 5. diese Art von Persönlichkeitsstörungen. In meinem Beruf habe ich mit dieser besonderen Starrheit und Perfektionismus auf jeden Fall gepunktet, es wurde jedenfalls sehr geschätzt und dazu kommt, dass ich heute eine sog. Starrheit und einen Hang zum Perfektionismus längst abgelegt habe.

„...deutlich erhöhte soziale Gehemmtheiten und extreme der Verdammung..."

Ich gehe nicht in die Kirche, aber ich habe einen festen Glauben an Gott und an die Gerechtigkeit.

Nie im Leben hätte ich Gedanken an Verdammung oder Extreme der Verdammung, das verbietet mir schon mein Glaube, außerdem glaube ich ganz fest an Karma und nach diesen Glaubenssätzen lebe ich. Übrigens glaube ich an keinster Weise an die Hölle.

„…und neurasthenische/psychasthenische Störungen…"

Bei der neurasthenischen und psyasthenischen Störung gehe ich mit dem Doktor zu 100 % mit. Das trifft zu.

„Im Fragebogen zur Schmerzregulation (Fibromyalgie-Syndrom) **(Anm.: Weichteilrheuma)** wurde eine hohe Kompetenz im Umgang mit Schmerzen angegeben bei durchschnittlicher Ablenkungstendenz."

Ja, das entspricht der Wahrheit. Ich schätze mich wirklich kompetent im Umgang mit meinen Schmerzen ein. Ich weiß, was mir im Umgang mit meinen Schmerzen guttut und wie ich mich in solchen Momenten verhalte, damit ich mich besser fühle.

„Die Schmerzintensität war erhöht, Schmerzangst ebenfalls, die Resignation sehr stark erhöht, die Vermeidung erhöht und Depression als erhöht angegeben."

Na klar ist die Schmerzintensität erhöht, denn diese Ganzkörperschmerzen möchte niemand haben. Ich empfinde sie sehr oft als extrem intensiv.
Angst, dass die Schmerzen an manchen Tagen wieder einmal ihren Höhepunkt haben, machen mir natürlich Angst.

Nur die Resignation ist keinesfalls erhöht, denn ich habe diese Schmerzen mit starken Schmerzintervallen inzwischen akzeptiert und lernte oder lerne damit zu leben.

Die Depression sind mehr als erhöht, da mein ganzes Leben durch die Schmerzen, die Schmerzschübe beeinträchtigt sind, das Wissen darum, dass ich vermutlich nie wieder im Leben das tun kann, wozu ich früher in der Lage war, bzw. mein ganzes früheres Leben nicht mehr existiert.

Zusammenfassung des Dr. Dr. Wagemut

„Die untersuchte Person war bei durchschnittlicher sprachlicher Intelligenz sehr an Konventionen gebunden."

Da platzt mir die Hutschnur. Diese Behauptung entstand durch den ominösen Intelligenztest, den ich oben schon beschrieben habe. Es ist nach wie vor eine absolute Beleidigung an meine Intelligenz, geistig wie sprachlich. Ich bin mit Sicherheit keine Intelligenzbestie, aber etwas mehr ist da schon vorhanden. Auf der anderen Seite, wäre mein IQ richtig berechnet worden wäre, hätte man vermutlich behauptet, dass ich den Test manipuliert hätte, wer weiß.

„Im Fragebogen war sie wenig offen, so dass das gegebene Bild auch insgesamt in der Graduierung…

(Anm. Quelle Wikipedia: Graduierung: Sprachwissenschaft, die sprachlichen Ausdrucksmöglichkeiten, Dingen oder Sachverhalte graduell abgestufte Eigenschaften zuschreiben zu lassen.

Ein grammatisches Verfahren zur Graduierung ist die Steigerung von Adjektiven zum Beispiel die Graduierung der Schönheit eines Gegenstandes: schön – schöner – am schönsten. (Die Blume ist schön, die Blume ist schöner usw.) Neben der Komparation kann diese graduelle Abstufung auch mit sogenannten Gradadjektiven oder Gradadverbien angezeigt werden, so beispielsweise das Adverb sehr eine bestimmte Eigenschaft. Die Blume ist sehr schön. Weitere graduierende Wörter sind kaum, ganz oder äußerst, die zum Teil auch adjektivisch gebraucht werden (mit äußerstem Aufwand.)

…als fragwürdig erscheint."

Ich habe jede Antwort, die ja nur mit, wie ich oben schon erwähnte, mit…"stimmt, stimmt nicht, usw." , beantwortet habe, wahrheitsgemäß angekreuzt, von daher kann ich nicht wirklich verstehen, dass ich darin wenig offen erscheine und eine Graduierung zu beurteilen möglich ist.

„Die Depression war insgesamt nur als durchschnittlich bis etwas erhöht zu bewerten. Primär erscheinen hier die Schmerzen als körperliche und psychische Belastung."

Natürlich sind die Schmerzen eine enorme körperliche und auch psychische Belastung. Bedingt dadurch und durch andere Faktoren ergeben sich Depressionen. Auch ohne Kreuzchen wurden mir, unabhängig von mehreren Spezialisten, chronische schwere Depressionen, bescheinigt.

Heute weiß ich, da ich bei zwei Gutachtern an einem Tag absolut überfordert und total ermüdet war, dass ich, als ich es bemerkte, diesen Test hätte abbrechen müssen, weil ich zu der ganzen Befragung irgendwann gar nicht mehr imstande war, alles mit der notwendigen Konzentration zu beantworten.

Ich bekam dann vom Amtsgericht einen Vorladungstermin zur Verhandlung. Durch einen Paragraphen, den mein damaliger Anwalt durch einen guten Freund, der früher im Gericht gearbeitet hatte, zugespielt bekam, teilte mein Anwalt dem Gericht mit, dass wir einen eigenen Gutachter mitzuziehen möchten.

Der Anwalt beantragte dies. Der Termin beim Amtsgericht wurde ausgesetzt und Dr. Fröhlich wurde als Gutachter der Klägerin bestimmt. Das war kurz vor Weihnachten 2017.

Am 09.02.2018 hatte ich immer noch nichts von Dr. Fröhlich gehört und wurde langsam unruhig. Einige Tage später rief mich mein damaliger Anwalt an und klärte mich auf.

Am 18.12.2017 hat das Gericht die Akte an Dr. Fröhlich übersandt. Diese ist bei ihm aber nie angekommen. Nun suchten und forschten alle nach meiner Akte, die zudem ja noch unheimlich sensible Daten beinhaltete. Leider hatte weder die Rentenversicherung noch mein Anwalt und genauso wenig ich Kopien der kompletten Akte.

Inzwischen hatten wir Mai und nach meiner Akte wurde immer noch gesucht. Meinen damaligen Anwalt hatte ich 14 Tage zuvor angerufen und wartete immer noch auf seinem Rückruf, nichts passierte. Anfangs hatte er eigentlich immer sofort reagiert, auf Emails oder Telefonanfragen, nun wartete ich ewig auf irgendein Zeichen von ihm.

Dazu möchte ich aber betonen, dass ich ihn recht selten „belästigte".

Irgendwann rief ich aus lauter Verzweiflung das Gericht an und fragte nach dem Sachstand, da mein Anwalt für mich weder telefonisch noch per Mail erreichbar war.

Die Dame war sehr nett und informierte mich darüber, dass von allen Seiten Kopien angefordert werden, um meine Akte wieder halbwegs konstruieren zu können und sie erzählte mir, dass vom Gericht bereits ein Paketverfolgungsverfahren in die Wege geleitet wurde und das Gericht nunmehr die 2. Mahnung an das Paketunternehmen gesendet hat. Auf Nachfrage meinte sie, dass so ein Verlorengehen einer Akte nicht oft vorkommt, aber es passiert eben schon mal.

Dann rief mein Anwalt endlich zurück und versicherte mir, dass er sich jetzt schriftlich an das Gericht wendet mit der Bitte um Sachstandsmitteilung und der Frage, wie es jetzt weitergehen würde.

Nach weiteren 6 Wochen rief ich meinen Anwalt wieder vergebens an.

Ich wandte mich jetzt wieder an die nette Dame vom Gericht und sie teilte mir mit, dass jetzt soweit alle Kopien zusammengetragen sind und sie jetzt dem Richter vorgelegt werden.

Ich wartete weitere 6 Wochen und rief wieder das Gericht an, da ich meinen Rechtsanwalt sowieso nicht erreichte. Die immer noch nette Dame sagte mir, dass meine Akte immer noch beim Richter auf dem Tisch liege. Man wartete jetzt lediglich auf seine Unterschrift.

Wir hatten jetzt übrigens Anfang Dezember 2018. Zur Erinnerung meine Akte wurde Anfang Dezember 2017 an Dr. Fröhlich verschickt. Der ganze Prozess, wo nichts weiter passierte, zog sich also über ein Jahr hin.

Übrigens….Warum ich den Rechtsanwalt nicht wechselte? Ich hatte schlichtweg Angst vor einem noch schlechteren Anwalt, wobei ich hier aber sagen muss, wenn mein Rechtsanwalt ein Schreiben entwarf, was nur unheimlich laaaaange dauerte, waren diese Schreiben topp, nur seine Zuverlässigkeit, seine Betreuung und sein Informationsfluss an mich waren denkbar schlecht.

So bekam ich, bis jetzt, etwa 3 Schreiben von ihm für meine Unterlagen. Den Schriftverkehr zwischen dem Gericht und ihm, kenne ich zum größten Teil nicht.

Vor meinem jetzigen Anwalt hatte ich übrigens schon kurze Zeit zwei andere Anwälte. Der Erste zeigte, auch nach 8 Wochen, kaum Interesse an meinem Fall und meinte zu mir wortwörtlich: „Sie sehen doch sehr gut aus, überhaupt nicht krank, wie sollen wir da einen Prozess gewinnen?" Wir suchten umgehend einen neuen Anwalt, der ca. 3 Monate für mich sehr gut gearbeitet hat und ständig Kontakt zu mir hielt. Von einem auf den anderen Tag schloss er seine Praxis. Er bat mich um Entschuldigung und gab mir sauber geordnet alle meine Unterlagen und eine Liste mit entsprechenden Rechtsanwälten, die mich evtl. weiter vertreten.

Da er in meinem Alter war, hatte er entweder im Lotto geworden, oder er war auch krank. Nach der Liste fanden wir den jetzigen Anwalt. Eigentlich hätte uns schon das Betreten seiner „Kanzleipraxis" misstrauisch machen müssen. Wir setzten uns zum Erstgespräch in seine Küche. Als wir an seinem Wohnzimmer vorbeiliefen, sahen wir nur Briefe über Briefe.

Sie waren offensichtlich nicht einmal geöffnet worden. Das ganze Wohnzimmer quoll über mit Papieren. Deshalb saßen wir vermutlich auch in der Küche. Aus heutiger Sicht sehr naiv von meinem Mann und mir. Unser größter Fehler, aber ich muss zu seiner Verteidigung sagen, wenn er einmal ein Schreiben an das Gericht schrieb, schien er sehr professionell zu sein, was mir auch mein guter Freund bestätigte.

Am 07.Januar 2019 schrieb ich Herrn Dr. Fröhlich an, natürlich wünschte ich ihm zunächst ein Gesundes Neues Jahr und erkundigte mich freundlich, ob er denn nunmehr meine Akte erhalten habe. Außerdem teilte ich ihm mit, dass ich am 03.06.2019 einen stationären Aufenthalt im Krankenhaus, in der Rheumatologie, zur Schmerztherapie habe. So wie jedes Jahr und immer 17 Tage, seit nunmehr 4 Jahren. Warum nur 17 Tage? Weil die Krankenkasse nur diese 17 Tage bezahlt. Dieser Termin bedeutet mir so viel. Erst einmal muss man um einen Termin so sehr kämpfen, da die Betten immer belegt sind. Zweitens darf man nur einmal im Jahr kommen, damit jeder Patient eine Chance auf diesen Aufenthalt hat.

Ich fragte Dr. Fröhlich sehr höflich, ob er diesen Termin berücksichtigen könne. Wenn ihm das nicht möglich sein sollte, würde ich diesen Termin im Krankenhaus natürlich absagen, da ja auch sein Gutachtertermin für mich sehr wichtig wäre.

Dr. Fröhlich antwortete mir per Mail innerhalb von einer Stunde und sehr freundlich. Er bestätigte mir den Eingang der Akte und meinte dann, dass sein Termin folgt.

Im Februar 2019 war es dann soweit. Der Termin kam sehr kurzfristig, was auch sehr gut war. So hatte ich nicht viel Zeit darüber nachzudenken.

Herr Fröhlich begegnete mir und meinem Mann sehr freundlich, voller Achtung und Respekt. Selbstverständlich setzte er voraus, dass mein Ehemann der Begutachtung bewohnte.
Die Begutachtung dauerte ca. 5 Stunden mit viel Einfühlsamkeit, vielen Pausen und er achtete stets darauf, dass es mir, den Umständen entsprechend, gut geht.

Ich bekam mehrere Wochen später eine Kopie dieses Gutachtens, es beinhaltete etwa 80 DIN A 4 Seiten. Ich muss hier nichts davon wiedergeben. Er hat mich, meine Beschwerden, meine Erkrankungen, meinen Charakter, meine Schwächen und Stärken 1 : 1 wiedergeben.

Da Sie mich, zumindest glaube ich es, nun schon ganz gut kennen, erspare ich mir hier die Wiedergabe des Gutachtens. Es war nicht ein Widerspruch darin zu finden. Ich habe mich bei diesem Gutachter absolut verstanden gefühlt.

Doch…zwei Sätze aus seinem Gutachten möchte ich hier wiedergeben: „Das Leistungsvermögen der Klägerin ist allumfassend beeinträchtigt…"

und

„…die vorliegenden ärztlichen Unterlagen verdeutlichten Diskrepanz zwischen subjektivem Erleben und ärztlichen Einschätzungen. Beurteilung der Leistungsfähigkeit war widersprüchlich…"

und noch eins:

„,, die dann zu erwartende Stellungnahme der Beklagten sollte nicht an die Vorgutachter zur erneuten Stellungnahme vorgelegt werden…."

Meine Arbeitsfähigkeit wurde von ihm unter 3 Stunden bestätigt.

Es gibt dann wohl ein Ping Pong Verfahren, meine Meinung, und genauso kommt es im Folgenden.

Stellungnahme von der Rentenversicherung.

6. September 2019, ich warte immer noch auf die Stellungnahme meines Anwaltes zur Stellungnahme zur Rentenversicherung, zum Gutachten von Dr. Fröhlich. (Die Stellungnahme von der Rentenversicherung zum Gutachten von Dr. Fröhlich war am 01.08.2019 beim Gericht.)

Ich versuchte nunmehr meinen Anwalt seit 1 Woche ununterbrochen telefonisch zu erreichen. Inzwischen hatte er auch keinen Anrufbeantworter mehr, sondern nur eine Ansage: „Bitte rufen Sie später wieder an".

Nachdem ich bestimmt fünf Mal am Tag versuchte ihn zu erreichen und ich immer wieder diese Ansage hörte, wurde ich so langsam wirklich neurotisch und bat meinen besten Freund mal bei ihm anzurufen, in der Hoffnung, dass er bei einer unbekannten Telefonnummer ran geht, aber auch da kam nur die Ansage. Ein Rückruf erfolgte nicht.

Ich entschloss mich dann am 13. September 2019 abermals das Gericht anzurufen, da ich von meinem Anwalt n i c h t s hörte.

Mich traf fast der Schlag. Die nette Dame erklärte mir, dass mein Anwalt bis zum heutigen Tage eine Frist hatte ebenfalls eine Stellungnahme zu schreiben. Diese Frist hatte er ohne Kommentar verstreichen lassen. Ich fragte die Dame, ob ich jetzt irgendwelche Nachteile habe und sie erklärte mir, dass ich keine Nachteile zu erwarten hätte und er eine neue Frist erhalten würde, aber sie sagte auch, dass es jetzt einfach Zeit ist, die sinnlos verstreicht. Wie recht sie doch damit hatte.

Bislang habe ich hier das Thema Geld völlig außer Acht gelassen, weil es hier um ganz andere Dinge geht.

Ich habe früher seeeehr gutes Geld verdient, habe ja auch mit 16 Jahren meine Ausbildung begonnen und habe durchgängig 35 Jahre gearbeitet, in Tages- und Nachtschicht, mit Rufbereitschaft, zum Teil mit zwei Kindern alleinerziehend. Vor 6 Jahren haben mein jetziger Ehemann und ich geheiratet. Als ich vor 6 Jahren, zwei Monate nach meiner Hochzeit, was mir ihm gegenüber so unangenehm ist (wofür er aber absolutes Verständnis hat), meinen Zusammenbruch hatte, bekam ich ein Jahr lang Arbeitslosengeld 1. Das war okay. Aber seit 5 Jahren bekomme ich keinen, a b s o l u t keinen, Cent. NICHTS. Nicht mal Harz IV (so hieß es damals noch), obwohl ich 35 Jahre für mich eingezahlt habe. Mein Mann würde zu viel verdienen. Nein, er ist weder selbständig, Immobilienmakler, Villenbesitzer oder ähnliches. Er ist ein Feuerwehrmann,
also Beamter, der schon ein kleines Vermögen für seine Krankenversicherung bezahlt und mich nun auch zu 100 % finanziert, auch mit 200 Euro für meine eigene Krankenkasse. Ist das fair? Finde ich nicht. Ich bin seeeehr bescheiden geworden, aber es ist ein erbärmliches Gefühl für mich, einem anderen Menschen so auf der Tasche zu liegen.

Ich habe eine Sozialrechtversicherung, anders hätte ich das ganze Prozedere auch gar nicht durchziehen können. Ich rief also da an und erzählte, dass mein Anwalt für mich nicht erreichbar wäre. Sie gaben mir eine Rechtsauskunft und schrieben meinem Anwalt nun auch an und baten um den Sachstand, außerdem fiel ihnen auf, dass zwar Herr Dr. Fröhlich bei ihnen abgerechnet hat, aber mein Anwalt, der nunmehr seit ca. 3 Jahren für mich arbeitete (mehr oder weniger) noch keinen Cent für seine Arbeit von der Versicherung in Anspruch genommen hätte. Das hatten sie auch noch nicht erlebt.

Sie rieten mir abzuwarten, ob er sich bei der Sozialrechtversicherung meldet, denn vorher könne ich mir keinen Anwalt suchen. Erst muss ihm Untätigkeit nachgewiesen werden.

Mein bester Freund suchte unterdessen schon mal nach einem neuen Anwalt. Er war und ist mir in dieser Angelegenheit immer zur Hilfe, obwohl es ihm gesundheitlich oft auch sehr schlecht geht.

Ich rief meinen Anwalt immer und immer wieder an, keine Chance auf Rückruf. Auch auf Mails, Faxe… keine Rückmeldung.

Langsam machte ich mir Sorgen. Vielleicht war ihm ja auch etwas passiert.

24.09.2019. Mein Mann fuhr dann zu ihm. Keiner da, die Rollläden waren heruntergelassen. Wir vermuteten einen Unglücksfall. Im gleichen Haus befand sich eine zweite Rechtsanwältin, dort klingelte mein Mann, aber niemand öffnete.

Ich suchte mir die Telefonnummer der Dame raus und rief sie am Folgetag an. Sie war sehr freundlich. Ich erzählte ihr, dass ich meinen Rechtsanwalt nicht mehr erreichen würde und mir Sorgen mache. Er hätte auch einen wichtigen Termin bei Gericht verstreichen lassen und ich könne mir nicht vorstellen, dass das seine Art ist. Sie war genauso beunruhigt, sagte mir aber auch, dass sie ihn vor zwei Tagen noch gesehen hätte und bot mir an, ihm einen Zettel durchzustecken, dass er sich bei mir melden soll.

Einen Tag später rief er bei mir mit den Worten: **„Was ist denn los, warum so aufgeregt?"** bei mir an.

Ich erwiderte, dass er die Frist beim Gericht nicht eingehalten hat und er antwortete, dass das nicht schlimm wäre, das kommt schon mal vor.

Mein Rechtsanwalt hat eine Nachfrist vom Gericht bekommen bis 04.10.2019.

Kurze Zeit später erhielt ich eine Stellungnahme meines Rechtsanwaltes an das Gericht, zur Stellungnahme der Rentenversicherung, zu dem Gutachten Herrn Dr. Fröhlich. Darin beklagte die Rentenversicherung, dass das Gutachten von Dr. Fröhlich (der viele Dr. Titel hat in vielen Fachgebieten, u.a. auch einen amerikanischen Doktortitel und der absolut all meine Erkrankungen mit seinem fundierten Wissen und entsprechenden Dr. Titeln abdeckte), bedingt durch viele Fachbegriffe nicht zu verstehen war.

Die Stellungnahme an das Gericht, von meinem Anwalt zum Gutachten Dr. Fröhlich, war wirklich sehr gut, trotzdem hat das Gericht darauf bestanden mich zu einem 6. Gutachter zu schicken, der absolut, bedingt durch seine Fachausbildungen, meinen Erkrankungen nicht gerecht werden konnte. Diesmal war es kein Gutachter von der Rentenversicherung, sondern direkt vom Gericht beauftragt.

7. Gutachten von Herrn Dr. med. Meyer

Der Gutachter befand sich ca. 1 Autostunde von meiner Wohnanschrift entfernt. Ohne meinen Mann, der mich ohne zu zögern dahinfuhr und sich für diesen Termin frei nehmen musste, hätte ich diesen Termin gar nicht bewältigen können.

Ich erschien pünktlich mit Maske, nach den Corona Maßnahmen Pflicht, und klingelte an seiner Tür. Er selbst trug auch eine Maske und wirkte, wie fast alle Gutachter zuvor, sehr freundlich.

Er bot mir an, dass ich noch die Toilette benutzen dürfe und ich solle mir auf jeden Fall die Hände desinfizieren.

Auf meine Frage hin, ob mein Ehemann dieser Sitzung beiwohnen darf, verneinte er dies. Er schloss hinter uns die Praxistür mittels Schlüssel ab, da sich sonst niemand mehr in der Praxis befand. Irgendwie war das ein komisches Gefühl mit einem für mich fremden Mann in einer Praxis eingeschlossen zu sein.

Da wir uns beide mit einem Mundschutz gegenübersaßen, war das zum ersten Mal ein ganz anderes Gefühl, da wir gegenseitig Mimiken bei dem Gespräch nicht sehen konnten. Der Gutachter war sehr freundlich und wirkte sehr verständnisvoll, aber das kannte ich ja schon von fast allen Gutachtern zuvor. Natürlich sollte ich recht behalten.

Das Gutachten:

„Das Gutachten basiert auf dem Ergebnis einer ausführlichen fachärztlichen Untersuchung vom 18.05.2020 und dem Aktenstutium (Gerichtsakte, Verwaltungsakte)."

Er begann mit meiner medizinischen Vorgeschichte, die ich hier nicht weiter erläutere, da Sie das mindestens schon 6-mal gelesen haben. Dieses Thema beinhaltete 6 DIN A 4 Seiten.

Dann ging es weiter mit „Weitere Lebensanamnese".
Auch das führe ich hier nicht weiter aus, da Sie auch dieses Kapitel ausführlich gelesen haben. Das beschrieb er in einer DIN A 4 Seite.

Weiter ging es mit der Familienanamnese, wieder eine DIN A 4 Seite.

Als nächstes kam eine Sozial- und Berufsanamnese (2 DIN A 4 Seiten).

(Was mich an dieser Stelle beim Schreiben wirklich verwundert….. das steht doch schon alles in den 6 Gutachten zuvor. Warum muss ich alles wieder und wieder erzählen und der Gutachter das immer und immer wieder aufschreiben?)

Dann führte der Gutachter einen „repräsentativen Tagesablauf" von mir auf, eine DIN A 4 Seite.

Zum Schluss wurde ich eine Stunde eingehend körperlich und neurologisch untersucht.

Den körperlichen Untersuchungsbefund erspare ich Ihnen hier, da ich das schon ausführlich geschildert habe.
Für mich war das langsam kaum auszuhalten zum 7. Mal einem fremden Menschen mein ganzes Leben zu erzählen. Man stumpft auch irgendwie ab und erzählt alles Gewünschte mit einer Art Gleichgültigkeit und recht monoton, was den Gutachtern immer merkwürdig vorkam. Was ist daran merkwürdig?

Psychischer Untersuchungsbefund:

„Die Kl. (Klägerin) erschien etwas vor dem vereinbarten Untersuchungstermin zur gutachterlichen Untersuchung, in Begleitung ihres Ehemannes, sie wurde mit dem Pkw gefahren.

Bewusstseinsklar, vollständige Orientierung zu allen Qualitäten, gepflegtes Äußeres. Im Kontakt zugewandt, etwas abwartend, distanziert, auf Fragen bereitwillig antwortend. Beschwerdeschilderung wenig spontan, auf Nachfragen auch etwas detaillierter. Es konnte auch konzentriert und sachlich berichtet werden, mitunter erfolgte die Beschwerdeschilderung auch etwas überlegt und abwägend **(ähhhhh???)**, andererseits auf etwas verdeutlichend. Beim Ansprechen der Missbrauchssymptomatik kurze Weinattacke, anschließend konnte sich die Kl. rasch wieder fassen. Es dominierte eine subdepressive Grundstimmung der Affekt erschien etwas eingeschränkt modulierbar."

„Insuffizienzerleben, Lust- und Interessenlosigkeit, auch Gefühl der Gefühllosigkeit. Vom Antrieb her etwas matt, andererseits aber auch prompter Rapport, subjektive starke Erschöpfung beklagend. Vom inhaltlichen Denken auf Schmerzsymptomatik eingeengt, hier auch perseverierend. Zeitweise etwas angespannt wirkend, angedeutet auch latent gereizt, etwas frustriert, andererseits auch resigniert.

Unverständnis ärztlicherseits ihrer Situation gegenüber beklagend, angedeutet abwertend, leichte Kränkbarkeit."

„Ein Fragebogen zur Selbsteinschätzung **(davon halte ich persönlich gar nichts, da man sich für ein ja oder nein entscheiden muss, man aber oftmals bei der Beantwortung absolut dazwischensteht)** wurde zügig abgearbeitet, dabei wirkte die Kl. ebenfalls konzentriert.

Deutlichwerden von Ängsten, vor allem sozialer-phobischer Natur wie Angst vor der Öffentlichkeit, im Kontakt mit Menschen, Angst davor, verletzt oder gekränkt zu werden, auch Klagen über frei flottierende Ängste, Angabe von Höhenangst, Angst in Bussen, oder bei Bahnfahrten, beim Autofahren, bis hin zu Panikattacken. Abstrakt-logisches Denkvermögen ohne Einschränkungen, ausreichende Konzentrations- und Merkfähigkeit."

„Bei einer orientierenden testpsychologischen Untersuchung bestätigte sich der Eindruck eines im Durchschnitt liegenden intellektuellen Niveaus.

Keine paranoid-halluzinatorische Symptomatik, eine Ich-Erlebnisstörungen, kein Hinweis für eine bewusste Aggravation oder Simulation."

Ich halte mich hier mit meiner Meinung zurück, da dieses ein Mediziner festgestellt hat. Aber es hat etwas von einem Hellseher oder ähnliches. Wie kann man von Konzentration reden, wo ich gerade einmal 1 ¾ Stunde bei dem Gutachter war. Wie sehen meine Konzentration und alles oben Genannte nach 2 oder 3 Stunden aus? Es ist doch, wenn man es nüchtern betrachtet und ohne Medizinkenntnisse zu besitzen, lediglich ein Momenteindruck. (Und von diesem Momenteindruck schließt man letztendlich darauf, dass man trotzdem noch 6 Stunden arbeiten kann, menno, jetzt habe ich das Wesentliche dieses Gutachtens schon vorab ausgeplaudert.)

Zusammenfassung/Wertung und Beantwortung der Beweisfragen

„Von der Kl. wird vor dem zuständigen Sozialgericht die Zuerkennung einer vollen, hilfsweise einer teilweisen Erwerbsminderung begehrt. Als leistungslimitierende Erkrankungen werden eine Schmerzstörung und psychische Störungen angegeben."

Auf 11 DIN A 4 Seiten wird hier noch einmal eine strukturierte Zusammenfassung meiner körperlichen und psychischen Leiden absolut klar, wahr und umfassend wieder gegeben.

Fazit und Schlusswort nach insgesamt 27 Seiten:

„Bei Einhaltung der qualitativen Leistungsbeeinträchtigungen kann von einem wenigstens 6 Stunden täglichen und regelmäßigen Leistungsvermögen ausgegangen werden."

Da bekomme ich Schnappatmung.

Er erläutert in seinem Gutachten gut, ausführlich und anschaulich wie schlecht es mir körperlich und psychisch geht, dass eben gerade wirklich nichts mehr geht, aber 6 Stunden kann ich noch regelmäßig täglich arbeiten.

Da ich ja ein normal durchschnittliches geistiges Niveau habe, so wie Herr Dr. Meyer es beschrieben hat, kann ich ja wohl nicht zu doof sein, sein Gutachten zu verstehen. Der Schlusssatz passt absolut nicht zu dem Rest des Gutachtens.

Apropos Schlusssatz, der kommt erst noch:

„Das Gutachten wurde unparteiisch und nach bestem Wissen und Gewissen erstellt."

Dazu würde ich jetzt so gerne einen langen Schlusssatz meinerseits machen, aber ich halte mich lieber zurück, da ich nicht weiß, ab welchem Wort ich mich selbst strafbar machen würde.

Amen.

Das oben genannte Gutachten ist Ende Mai 2020 gefertigt worden.

Ursprünglich wollte ich im Mai 2020 wieder für mindestens 17 Tage in die Schmerzklinik nach Berlin-Wannsee gehen, Anmeldung lag vor. Corona bedingt, trotz heftiger Schmerzattacken, sagte ich ab.

Nun, etwa Mitte Mai, rief ich meinen Anwalt an. Natürlich war er zunächst wieder einmal unerreichbar für mich. Auch auf eine E-Mail antwortete er nicht.

Wieder nur der Anrufbeantworter, auf den man nicht raufsprechen konnte: „Bitte rufen Sie später wieder an", von diesem Satz träume ich inzwischen schon. Ich rief dann mit einem fremden Handy an und er ging sofort ans Telefon (nein, ich mutmaße jetzt nicht, war bestimmt nur Zufall, ganz bestimmt).

Er sagte, dass er gerade an mich gedacht hätte, ist das nicht schön? Er würde jetzt für ein paar Tage verreisen und wenn er wieder da ist, würde er an dem Schreiben ans Gericht, was schon in Arbeit wäre, weiterschreiben.

Darin wollte er auch dem Gericht schreiben, dass bei einer möglichen Ablehnung des Gerichts auf meinen Antrag, wir auf jeden Fall in Berufung gehen. Er hätte dafür auch einen Paragraphen, da es wohl einen Verfahrensfehler in meiner Angelegenheit gegeben hat. Er wollte außerdem zu dem letzten Gutachten Stellung nehmen. Mit meiner Sozialrechtversicherung wollte er auch telefonischen Kontakt aufnehmen, ob sie einer evtl. Berufung zustimmen würden und die Kosten dafür übernehmen.

Ich wartete ca. 3 Wochen, dann rief ich ihn wieder an, da ich nach der Kopie des Schreibens ans Gericht nachfragen wollte. Ich erreichte ihn nicht.

Daraufhin schrieb ich ihm folgende Mail:

„Hallo Herr Rechtsanwalt Faulis, bitte teilen Sie mir doch mit, was Sie dem Gericht geschrieben haben. Mit freundlichen Grüßen"

Es kam keine Antwort, nächste Mail von mir, etwa 2 Wochen später:

„Hallo Herr Rechtsanwalt Faulis, ich bitte um Antwort auf meine Mail, die ich Ihnen vor fast zwei Wochen geschrieben habe. Mit freundlichen Grüßen"

Etwa eine Woche später erreichte ich ihn am Telefon.
Er erklärte mir, dass er nicht an das Gericht geschrieben hätte. Seine Worte „Wir warten jetzt erst mal ab, wir haben doch Zeit, außerdem habe ich auch noch andere Klienten, die gehen jetzt erst mal vor und dann sind Sie wieder an der Reihe, außerdem wissen wir ja gar nicht, ob es überhaupt zu einer Berufung kommt".

Ich war so geschockt, dass ich gar nichts mehr sagen konnte, außer „Ja, ist gut".

Danach setzte ich mich an den PC und schieb folgende Mail:

„Hallo, Herr Rechtsanwalt Faulis. Das Telefonat heute zwischen uns hat mich sehr frustriert und verletzt.

Wissen Sie mehr? Warum stellen Sie eine Berufung in Frage?

Sehen Sie Land in Sicht oder haben Sie Informationen von der Sozialrechtversicherung, die eine evtl. Berufung ablehnt? Streben Sie einen Vergleich an?

(Anm. dazu: Meine Rentenklage läuft jetzt ca. 7 Jahre und im Gewinnfall würde ich eine hohe Nachzahlung erhalten, die nahtlos in unsere Privatkredite laufen würde, da die monatlichen Kosten unser Budget übersteigen und wir dadurch immer wieder ans Kreditkonto gehen müssen.)

Warum haben wir noch Zeit? Ich habe absolute Existenzängste, ich habe wenig Zeit. Natürlich ist mir bewusst, dass Sie auch andere wichtige Klienten haben, aber welcher Klient möchte schon hören, dass andere Klienten im Moment wichtiger sind? Bitte, Herr Rechtsanwalt, reden Sie mit mir. Mit freundlichen Grüßen"

Ich bekam keine Antwort.

Weitere 4 Wochen später, nachdem wir absolut nichts von meinem Rechtsanwalt gehört haben, schrieb ihm mein Mann eine Mail.

„Guten Abend, Herr Rechtsanwalt Faulis. Ich schreibe Ihnen nun als Ehemann von Frau XYZ, die Sie nun im 7. Jahr im Rechtsstreit gegen die Rentenversicherung vertreten. Meine Frau hat Ihnen in den letzten Wochen zwei E-Mails gesendet (ans Telefon sind Sie nicht gegangen) und meine Frau hat von Ihnen keine Antwort bekommen. Ich möchte jetzt einfach wissen, ob Sie überhaupt noch Interesse an diesem Fall haben?
Meine Frau ist körperlich und psychisch am Ende. Wenn ich zum Dienst gehe, habe ich kein gutes Gefühl. Bitte antworten Sie mir!!! Welche weiteren Schritte werden Sie einleiten? Bitte senden Sie mir eine Rückantwort.
Mit freundlichen Grüßen."

Innerhalb zweier Tage reagierte mein Rechtsanwalt per Mail und schrieb meinem Mann folgende Mail:

„Sehr geehrter Herr XYZ, ich bedaure, dass ich erst jetzt auf Ihre Anfragen reagieren kann.

Die Sache mit dem Gegengutachten ist eigentlich für eine mögliche Berufung gedacht.

Aber gern eruiere ich bei der Rechtsschutzversicherung, ob sie Kosten für ein weiteres Gutachten übernimmt.

Momentan ist nicht bekannt, wie das Gericht – wenn es einmal entscheiden wird – tatsächlich entscheiden wird.

Aber ich frage gern bei der Rechtsschutzversicherung nach.

Mit freundlichen Grüßen"

Seitdem ist wieder Funkstille.

Im September 2020 wurden meine Schmerzen so stark, dass ich unbedingt in die Schmerzklinik, trotz Corona, wollte. Allerdings kam mir da der Gedanke, einmal Krankenhäuser in meiner Umgebung zu suchen, da ich im Immanuel Krankenhaus immer mindestens ein halbes Jahr auf einen Termin warten muss und Berlin ja auch ein Corona Hotspot ist.

Ich fand ein Krankenhaus in meiner Nähe und rief dort an. Ich hatte Glück.

Ich bekam innerhalb einer Woche einen stationären Termin, musste nur noch schnell einen Corona Test machen.

Anfang Oktober ging ich also in dieses Krankenhaus und fühlte mich auch sofort gut aufgehoben. Die Ärztin hörte aufmerksam zu, als ich ihr erzählte, dass ich ohne Grund 4 Wochen zuvor gestürzt war. Rückblickend kann ich nur sagen, dass ich nicht gestolpert bin. Ich klappte einfach zusammen. Ich blutete leicht aus beiden Nasenlöchern. Seitdem hatte ich immer wieder leichte Kopfschmerzen.

Sie veranlasste sofort ein CT. Dann kam sie zu mir und erzählte mir, dass sie schlechte Nachrichten hätte.

Ich habe ein ca. 0,8 cm großes Blutgerinnsel und sie möchte nunmehr ein MRT (Feindiagnostik) machen. Sie erklärte mir dann, dass diese kleine Gehirnblutung schon vernarbt wäre, es befände sich wohl am Stammhirn, aber es gäbe noch mehr schlechte Nachrichten.

Es ist ersichtlich geworden, dass ich auch schon mehrere Schlaganfälle hatte.

Die Ärztin wollte nun aber wissen, woher dieses Blutgerinnsel stammen könnte, deshalb musste ich zur Sonographie der Halsschlagadern. Dort stelle man fest, dass die linke Halsschlagader voll mit sog. Plaque (Kalkablagerungen) ist (45 %). Und es ist möglich, dass solch eine Ablagerung geplatzt ist und sich dadurch im Gehirn dieses Blutgerinnsel gebildet hatte.
Ich bin kein Mediziner, ich kann es nur so wieder geben, wie ich es verstanden habe.

Ich wurde dann noch einem Neurologen vorgestellt, der u. a. neurologische Tests machte und meinte, dass ich großes Glück hatte, dass alle Schlaganfälle ohne Folgen geblieben sind und ich froh sein kann, dass man jetzt die mögliche Quelle gefunden hatte.

Als Konsequenz muss ich nun lebenslang Blutverdünner nehmen und in einem halben Jahr werden das Gerinnsel und die Halsschlagader wieder kontrolliert. Sollte das Plaque in meiner Halsschlagader deutlich mehr werden, so wird mir dann ein sog. Stand eingesetzt.

Mein Mann schrieb unterdessen meinen Anwalt an und teilte ihm die Diagnosen mit. Eine Antwort erhielt er nicht.

Nun rief ich ihn noch aus dem Krankenhaus heraus an. Dazu benutzte ich mein Handy, dessen Nummer er noch nicht kannte. Bislang hatte ich immer nur mit der Festnetznummer und einmal mit einem fremden Handy angerufen. Und was ein Zufall…..er ging sofort ran.

Er war, nachdem ich ihm alles erzählte, regelrecht euphorisch, dass wir nach diesen neuen Diagnosen vielleicht eine Chance hätten, jetzt meine Erwerbsunfähigkeitsrente durchzukämpfen.
So bekloppt es klingt und so makaber es auch ist, ich war es auch.

Inzwischen befand ich mich wieder zuhause. Dem Anwalt habe ich alles zugeschickt und nun hieß es wieder warten auf ein Lebenszeichen von ihm.

Ich bin des Kämpfens so müde und ich verstehe das Sozialsystem auch nicht.

Ich habe, einschließlich meiner Ausbildung, 35 Jahre nahtlos gearbeitet, in einem Beruf, der mir sehr oft die Schattenseiten des Lebens gezeigt hat, nebenbei habe ich mehr oder weniger alleine zwei Kinder großgezogen. Ich bin jetzt so krank und dafür habe ich auch mehr als 30 Diagnosen (weil ständig kommen welche dazu, ich erspare es Ihnen und mir hier alle aufzuschreiben) und ich höre immer nur, dass ich noch mehr als 6 Stunden täglich arbeiten kann. Da fehlen mir die Worte.

Ich würde mein Buch sehr gerne mit einem „Happy End" zu Ende schreiben, aber wer weiß, wie lange ich überhaupt noch schreiben kann. Für dieses Buch habe ich Jahre gebraucht, genauso wie für mein erstes Buch „Burnout und Fibromyalgie…. wie alles begann."

Alles Warten auf eine Reaktion meines Anwaltes hatte keinen Erfolg. Es passierte gar nichts mehr. Ich scheute mich so vor einem Wechsel.
Ich wusste, dass es mich enorm anstrengen und belasten würde. Aber es half nichts. Wir mussten es tun.

Mein bzw. unser Freund fand eine sehr gute Anwältin und dann ging alles ganz schnell. Mein Mann kümmerte sich um alles. Schreiben, um Rechtsanwalt Faulis das Mandat zu entziehen, Schreiben an die Sozialrechtversicherung, Schreiben an die neue Anwältin etc.

Die neue Anwältin übernahm das Mandat, wir mussten ihr nur Betrag X privat bezahlen, um sich in die Akten einzulesen. Das hätte die Sozialrechtversicherung natürlich nicht bezahlt.

Und sie brauchte natürlich Zeit sich einzulesen.

Sie verfasste dann ein sehr gutes Schreiben an das Gericht und bat u. a. um Würdigung des Entlassungsbericht aus dem letzten Krankenhausaufenthalt.

Einige Zeit später teilte das Gericht ihr mit, dass Dr. Meyer nochmals um Prüfung und Würdigung meines letzten Krankenhausaufenthaltes angeschrieben wird. Ob sich jetzt an seiner gutachterlichen Stellungnahme eine Änderung ergibt oder ob er bei seinem Gutachten bleibt.

Nun raten Sie mal…..

Stellungnahme zum Krankenhausbericht Dr. Meyer (Facharzt für Neurologie und Psychiatrie)

Zunächst gibt Dr. Meyer sehr ausführlich meinen Krankenhausaufenthaltsbericht wieder, der noch einmal meine Kindheit, Traumata, Familiengeschichte, Beschwerden, bekannte Diagnosen, Medikation, Therapieansätze etc. wiedergibt. Eigentlich 1 : 1 wie der Krankenhausbericht, nur mit seinen Worten.

Sein Fazit:

„Die nachgereichten medizinischen Befundberichte können keine relevanten Sachverhalte entnommen werden, die nicht schon zum Zeitpunkt der gutachterlichen Untersuchung bekannt war.

Die zuletzt bekannt gewordenen neuen medizinischen Befunde (asymptomatisch verlaufender Hirninfarkt, leichte Atemstörung) **(Das Blutgerinnsel im Kopf, inzwischen vernarbt, genau sitzend am Stammhirn, erwähnt er nicht einmal)** führen nicht Leistungseinbußen, die nicht bereits Berücksichtigung fanden und schränken das Leistungsvermögen nicht weiter ein. Die für die Beurteilung des bei der Klägerin verbliebenen Restleistungsvermögens maßgeblichen Gesundheitsstörung decken sich mit den bereits zum Zeitpunkt der Begutachtung bekannt gewesenen Erkrankungen.

Somit komme ich auch nach nochmaliger kritischer Durchschau des Sachverhaltes unter spezieller Bewertung der zugesandten Schriftsätze nicht zu einer abweichenden sozialmedizinischen Einschätzung...."

„…Zusammenfassend halte ich an der Einschätzung fest, dass die Klägerin objektiv in der Lage ist, im Wesentlichen leichte körperliche Tätigkeiten unter Vermeidung dezidiert aufgeführter weiterer qualitativer Leistungsbeeinträchtigungen, insbesondere aber auch Vermeidung von Tätigkeiten mit Stress und Leistungsdruck, 6 Stunden täglich und regelmäßig ausführen zu können…" **(Zum einen fängt bei mir der Stress schon in dem Moment an, wo ich das Haus verlasse, einen Termin habe und in diesem Fall, wie der Doktor es möchte, regelmäßig. Zum anderen kenne ich nicht eine berufliche Tätigkeit, wo es keinen Stress gibt.)**

Das heißt, meine sog. Hirninfarkte schränken mich nicht ein. Ich habe zum Glück nichts davon gemerkt und zum Glück auch keine Folgeschäden behalten. Aber können Sie meine Angst verstehen, dass ich nun wirklich Bedenken vor einem weiteren Schlaganfall habe? Der Neurologe im Krankenhaus meinte, dass ich wirklich großes Glück hatte, dass es bislang nicht zu neurologischen Ausfällen kam. Bei meinem Gesamtkrankheitsbild möge ich bitte auch auf mich achten und schonen.

Und der Doktor meint, dass ich noch 6 Stunden regelmäßig arbeiten kann? Ich verzichte an diese Stelle auf weiterführende Erklärungen meinerseits, denn wenn Sie mein Buch bis hierher gelesen haben, dann können Sie bestimmt einschätzen wie lächerlich das Verhalten des Gutachters ist.

Ich war über diese erneute Stellungnahme dieses Gutachters frustriert, verletzt und depressiv verstimmt. Ich fühlte mich so unverstanden und hilflos.

Einige Wochen später wurde dann vom Richter eine Gerichtsverhandlung anberaumt. Ich hatte solche Angst davor, dort selbst erscheinen zu müssen. Ich war noch nie beim Gericht und es ging hier um mich. Ich kam mir vor wie eine Angeklagte und hatte auch große Angst davor diese Verhandlung psychisch gar nicht durchzustehen. Man würde mich akribisch beobachten und beäugen. Mein Mann fragte dann im Rechtsanwaltsbüro meiner neuen Rechtsanwältin nach, ob mein Erscheinen erwünscht ist, was verneint wurde. Da war ich schon sehr erleichtert. Dazu muss ich aber auch sagen, dass ich meine Rechtsanwältin, Corona bedingt, noch nie gesehen hatte.

Auch Telefonate fanden immer nur mit ihrer Vorzimmerdame statt.

Ich konnte mir also überhaupt keinen Eindruck machen, wie sie evtl. bei Gericht auftreten würde.

Mein Mann erkundigte sich dann, ob er diesem Termin beiwohnen darf, was mir sehr wichtig war. Dies wurde bejaht.

Im Folgenden kann ich nur den Eindruck, das Empfinden und das Erlebte meines Mannes beim Gericht wiedergeben.

Er hatte einen sehr guten Eindruck von meiner Rechtsanwältin. Sie war sehr freundlich und offen meinem Mann gegenüber. Sie sprachen kurz über mich und dann begann der Prozess. Der Richter kam wohl recht fröhlich und unbefangen in den Gerichtssaal, entschuldigte sich dann, dass er noch mal raus müsse, da er seine Robe vergessen hatte.

Er wirkte wohl von meinem Fall recht uninteressiert, fahrig und unkonzentriert. Eigentlich gar nicht so richtig bei der Sache. So war der Eindruck meines Mannes.

Auch meine Rechtsanwältin war über das uninteressierte Verhalten des Richters irritiert.

Es gab insgesamt 3 Richter. Eben dieser eine uninteressierte Richter und weitere 2 Schöffenrichter.
Sie haben sich alle miteinander beraten, lediglich einer der Schöffenrichter hatte einige Fragen und schien sich mit meinem Fall wirklich zu befassen.

Dann wurde das Urteil mit einer sehr oberflächlichen und schnellen Erklärung verkündigt.
Die Klage wird abgewiesen!

Mein Mann hatte das Gefühl, dass dieser Richter nur schnell in sein Wochenende wollte und ihm meine Verhandlung lästig war.

Meine Anwältin meinte zu meinem Mann, wenn der Richter diese Erklärung so in seiner schriftlichen Urteilsbegründung wiedergibt, würden wir das Berufungsverfahren wohl schnell gewinnen.

Als mein Mann nach Hause kam, war ich am Boden zerstört. Bis zum Schluss hatte ich den Wunsch und die Hoffnung auf Gerechtigkeit.

Einige Wochen später bekam ich durch meine Anwältin das Urteil und die Urteilsbegründung.

Sie umfasste insgesamt 8 Seiten. Darin wurden alle Aspekte der letzten 8 Jahre aufgeschlüsselt, d. h. meine Beschwerden, meine gesamten Diagnosen, alle Gutachter wurden namentlich benannt. Einzelne Feststellungen einiger Gutachter wurden erwähnt, natürlich nur die, die sich gegen eine Erwerbsunfähigkeit aussprachen und der Meinung waren, dass ich mindestens noch 6 Stunden am Tag arbeiten kann. Auch die letzte Stellungnahme des Gutachters vom Gericht (Dr. Meyer) wurde ausführlich wiedergegeben und wog schwer bei der Ablehnung meiner Klage.

Zuletzt kam die Rechtsmittelbelehrung, in der auch steht, dass diese Entscheidung mit der Berufung angefochten werden kann.

Nun wurde also ein Berufungsverfahren von meiner Anwältin eingeleitet.

Das dauerte natürlich auch. Zunächst musste das Berufungsverfahren bei meiner Sozialrechtversicherung beantragt werden. Dies wurde sehr schnell bewilligt. Ich muss an dieser Stelle sagen, dass der Abschluss einer Sozialrechtversicherung vor ca. 20 Jahren die beste Investition meines Lebens war, denn ohne diese Versicherung wäre ich nie bis an diese heutige Stelle gekommen. Da denkt man schon darüber nach, wie traurig es eigentlich ist, dass wirklich kranke Menschen keine Chance auf Gerechtigkeit haben, weil sie es sich privat gar nicht leisten können solch einen Klageweg zu bestreiten, auch ich nicht.

Meine Anwältin meinte schon vor Gericht zu meinem Mann, dass ich dann in einem Berufungsverfahren womöglich nochmals zu einem erneuten Gutachter müsse. Ich war geschockt. Ich ließ so langsam alles geschehen, wurde auch immer mehr emotionslos. Ich verstand für mich den Sinn nicht. Es waren doch schon über 30 Diagnosen da. Inzwischen werde ich 58 Jahre. Ich werde doch nicht gesünder. Das Gegenteil ist der Fall. Die Diagnosen steigern sich von Jahr zu Jahr und das ganze Klageprozedere macht mich mehr und mehr krank.

Wenn man es mal logisch betrachtet, wer nimmt eine 58jährige Frau mit so einem Krankheitsbild und dann noch nach den Vorgaben der Gutachter…"ohne Stress und ohne Zeitdruck"…?

Einige Wochen später hat der Berufungsrichter dann wirklich einen weiteren Gutachter bestimmt. Als ich las, dass er u. a. Schmerzarzt ist, war ich wenigstens etwas erleichtert.

Von diesem Termin muss ich nicht wirklich viel berichten, denn menschlich war dieser Doktor wirklich sehr sympathisch. Da ich aber so viele schlechte Erfahrungen mit Gutachtern gemacht hatte, war ich nicht wirklich euphorisch.

8. Begutachtung, Dr. Hope (u. a. Schmerzarzt)

Mein Mann und ich wurden sehr freundlich empfangen.
Dr. Hope strahlte eine absolute Ruhe aus.

Auf die Frage, ob mein Mann dieser Begutachtung beiwohnen darf, war das für Dr. Hope selbstverständlich.

Natürlich wurde erst einmal lange über das Übliche gesprochen, wie Kindheit, Jugend, beruflicher Werdegang, Kinder, Ehen, Beschwerden und Diagnosen.

Dr. Hope hörte wirklich aufmerksam und interessiert zu und fragte auch immer wieder nach. Auch wandte er sich an meinen Mann und befragte ihn zu meiner krankheitsbedingten Situation.

Zu keiner Zeit hatten wir den Eindruck, dass er irgendetwas in Frage stellt. Ich wurde dann noch lange und eingehend von ihm körperlich untersucht. Die gesamte Begutachtung dauerte insgesamt ca. 2 Stunden. Mein Mann war von Dr. Hope sehr angetan. Ich hatte mich auch wohlgefühlt, hatte aber wieder Angst, was er letztendlich in seinem Gutachten schreibt, denn „nette" Gutachter hatte ich genug.

Einige Wochen später erhielt ich über meine Rechtsanwältin das Gutachten von Dr. Hope und war sehr erstaunt.

Er hat wirklich alles ausführlich und wahrheitsgetreu auf 43 Seiten wiedergegeben.

Es war für mich so wichtig, dass mir ein Arzt nicht Mitgefühl, Achtung, Respekt vorspielt, sondern, dass seine Art wirklich ehrlich war. Auch erklärte er mir einiges über meine Erkrankungen und gab mir Tipps, wie ich besser im täglichen Leben damit umgehen kann.

Um nicht alles zu wiederholen, was Sie ja sowieso schon kennen, zitiere ich hier nur die Zusammenfassung seiner Einschätzung. Erwähnen möchte ich noch, dass er meine einzelnen Diagnosen auf 18 Seiten akribisch beschrieben hat, sogar mit Bildgebungen und dazugehörigen Erklärungen.

Auszüge aus dem Gutachten Dr. Hope

„Aufgrund der vorliegenden Ergebnisse von Anamnese und körperlicher Untersuchung und der Herstellung der Zusammenhänge und Verbindungen zu den Verfahren der Selbstauskunft kann festgestellt werden, dass zwischen den Angaben offensichtliche Konsistenz besteht. Die angegebenen Funktionsstörungen sind ohne vernünftigen Zweifel nachweisbar....“

„Die Ergebnisse der klinischen Untersuchung zeigen den Zustand der KI. zum Zeitpunkt der Begutachtung.

Es finden sich Einschränkungen in der Beweglichkeit besonders der Halswirbelsäule, welche die vorliegenden chronischen Schmerzen und die damit verbundenen Funktionsstörungen der oberen Extremität erklärbar werden lassen…"

„Die aufgezeigten Persönlichkeitsveränderungen bei chronischen Schmerzen mit der Zentrierung des Schmerzgeschehens in das tägliche Leben der Betroffenen kann ebenfalls anhand der vorliegenden Unterlagen und Untersuchungsergebnisse bestätigt werden. Die Klägerin ist vom Vorliegen des chronischen Schmerzsyndroms durch ihr eigenes Erleben und durch die vergeblichen Therapieversuche überzeugt"…

„Es können keine Diskrepanzen zwischen den subjektiven Schilderungen der Beschwerden und den diesbezüglichen Angaben in der Anamnese dargestellt werden"…

„Es besteht keine Diskrepanz zwischen den geschilderten massiven Beschwerden und den Eindrücken während der Begutachtung"…

„Es bestehe keine Diskrepanzen zwischen dem Ausmaß der geschilderten Beschwerden und der Intensität der bisherigen Inanspruchnahme therapeutischer Hilfe."…

„Die Klägerin ist nicht mehr in der Lage, ihrer bisherigen Erwerbstätigkeit nachzugehen. Auch auf dem allgemeinen Arbeitsmarkt ist ihre Einsatzfähigkeit auf unter 3 Stunden täglich gesunken, so dass hier erhebliche Einschränkungen mit Aufhebung der beruflichen Leistungsfähigkeit bestehen, die ohne vernünftigen Zweifel nachzuweisen sind."…

Es handelt sich um ein chronifiziertes Schmerzsyndrom mit eigenständigem Krankheitswert und psychopathologischem Korrelat. Darunter verstehen wir die schmerzzentrierte Entwicklung mit einer depressiven Störung mit all ihren Facetten, wobei der chronische Schmerz im Mittelpunkt des Geschehens bleibt.

die damit verbundenen Funktionsstörungen sind ohne vernünftigen Zweifel auch unter Berücksichtigung einer Konsistenzprüfung nachvollziehbar. Die nachgewiesenen Funktionsstörungen sind durch zumutbare Willensanspannung nicht mehr überwindbar, so dass ich eine Leistungsfähigkeit von **weniger als 3 Stunden** für gegeben halte.

Die geklagten Funktionsbeeinträchtigungen sind nach subjektiver Gewissheit des Gutachters vorhanden und bestehen auch im geklagten Umfang tatsächlich.

Es bestehen keine Diskrepanzen zwischen der subjektiv geschilderten Intensität der Beschwerden und der erkennbaren körperlich-psychischen Beeinträchtigung und der Vagheit der Beschwerden."

Als ich das gelesen habe, liefen mir die Tränen. Ich bin im Leben so oft belogen worden und mein Vertrauen wurde so oft missbraucht. Dr. Hope gab mir in diesem Moment so ein gutes Gefühlt, dass er alles, was er bei meiner Begutachtung gesagt hat, auch so gemeint hat.

Neubewertung der einzelnen Erkrankungen mit dem Ergebnis einer neuen Wichtung der Gesamtsituation und - Belastbarkeit der KI.

Die der chronifizierten Schmerzverarbeitungsstörung auf den Fuß

folgende Persönlichkeitsänderung bei chronischen Schmerzen führt zu einer nachhaltigen Beeinträchtigung der Schwingungs- und Erlebnisfähigkeit und somit zu einer deutlichen sozialen Beeinträchtigung der kommunikativen Kompetenzen.

Chronischer Schmerz führt zu einem deutlichen Rückzug aus sozialen Aktivitäten, selbst attraktive Tätigkeiten sind nur eingeschränkt möglich und werden von der Umwelt aus Unverständnis häufig auch sozial sanktioniert.

Diese Einschränkung besteht m. E. mit an Sicherheit grenzender Wahrscheinlichkeit ab dem Tag der Antragstellung der KI.

Seitdem hat sich das Krankheitsbild der KI. schicksalhaft ebenfalls mit an Sicherheit grenzender Wahrscheinlichkeit verschlechtert, da die Prognose der vorliegenden Erkrankungen sehr schlecht ist und es keine wirklichen Behandlungsmöglichkeiten mit Aussicht auf Besserung gibt.

Das war das erste Mal, dass ich bei einem der vielen Gutachter ein so wahrheitsgenaues Bild meiner Erkrankungen und meiner Schmerzwahrnehmung erhalten habe.

Genau vier Wochen später erhielt ich meinen unbefristeten Rentenbescheid.

Ich erhielt ebenso einen Rentenausweis. An diesem Tag fühlte ich mich so erleichtert, dass diese Tortur ein Ende gefunden hat und ich mich endlich verstanden fühlte. Auch gab mir der letzte Gutachter (Dr. Hope) das Gefühl der Menschlichkeit wieder. Dr. „Hoffnung" hatte mir Erfolg gebracht.

Schlussworte:

Ich bin inzwischen 59 Jahre und werde in wenigen Tagen meinen 60. Geburtstag feiern. Mein Mann ist inzwischen auch regulär in Rente und wir führen ein ruhiges und glückliches Leben miteinander. Ich lebe immer noch nach meinem ersten Buch und gönne meinem Körper die Ruhe, die er braucht. Mein Mann hat dafür immer noch absolutes Verständnis und hilft mir, wo er kann.

Leider ist es inzwischen so, dass einige Sachen für mich immer schwerer werden, wie z. B. eine Gassi Runde mit dem Hund, zumal ich ihn auch nicht mehr halten kann. Es ist ja ein 11jähriger Labrador, der auch einiges wiegt.

Auto fahre ich auch nicht mehr. Ich leide inzwischen unter Gleichgewichtsstörungen, die manchmal einen leicht schwankenden Gang zur Folge haben. Auch knickt mein rechtes Bein manchmal unkontrolliert ein.

Was mich furchtbar verletzt hat, ist, dass meine Nachbarin im Dorf herumerzählt hat, …"Die trinkt sich gerne mal einen und ist nur zu faul zum Arbeiten". In einem persönlichen Gespräch, in dem mein Mann und ich sie zur Rede stellten, stritt sie empört alles ab. Dazu möchte ich noch sagen, dass wir früher oft mit ihr und ihrem Mann gegrillt haben. Wir haben sie dann angezeigt wegen übler Nachrede. Seitdem ist Ruhe und wir ignorieren sie.

Ich selbst habe daraus gelernt, dass wir manchmal viel zu schnell über Menschen urteilen, sei es der Alkoholiker, sei es der „Penner" oder der Obdachlose. Keiner weiß, welches Schicksal oder welche Erkrankung dahinterstecken. Mir fällt dazu ein Erlebnis ein, welches ich in meinen 20iger Jahren, in einer öffentlichen Kantine hatte.

An meinem Tisch saß ein Mann, der beim Essen so mit seinen Händen zitterte, dass ich dachte, gebt ihm doch mal einen Schnaps. Heute weiß ich, dass er an Parkinson litt. Für meine damaligen Gedanken schäme ich mich heute noch.

Eines möchte ich noch loswerden:

Die vielen Gutachter, bei denen ich zum Teil stundenlang gesessen habe, die alle männlich und mir völlig unbekannt waren, haben mir gesundheitlich viel seelischen Schaden zugefügt. Immer und immer wieder aus meiner Kindheit und Jugend zu erzählen, mit der ich eigentlich nur noch abschließen wollte, taten mir wirklich nicht gut. Und, bis auf den letzten Gutachter, immer wieder Freundlichkeit und Verständnis vorzuheucheln und im Endeffekt ein vernichtendes Gutachten zu schreiben, brachten mich zum Teil an den Rand der Verzweiflung.

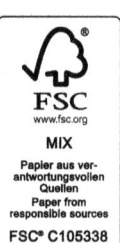

© 2024 Melanie May

Verlag: BoD · Books on Demand GmbH, In de Tarpen 42, 22848 Norderstedt

Druck: Libri Plureos GmbH, Friedensallee 273, 22763 Hamburg

ISBN: 978-3-7597-5179-9